AF296470

Dr J.-N. LAUFER

DE L'UNIVERSITÉ DE PARIS

ANCIEN INTERNE DES HOPITAUX

LAURÉAT DE L'ACADÉMIE DE MÉDECINE

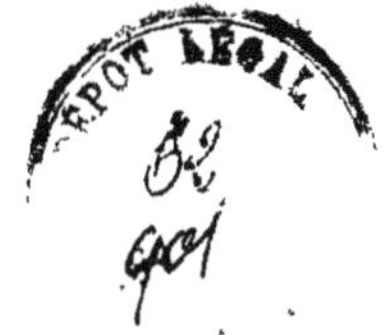

Le Chlorure de sodium

ET

l'action des Bromures

DANS L'ÉPILEPSIE

(ETUDE PHYSIOLOGIQUE)

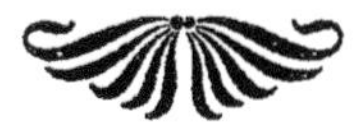

PARIS

INSTITUT INTERNATIONAL DE BIBLIOGRAPHIE SCIENTIFIQUE

93, boulevard Saint-Germain, VI.

—

1901

Docteur J.-N. LAUFER

De l'Université de Paris

Ancien Interne des Hôpitaux

Lauréat de l'Académie de Médecine

Le Chlorure de sodium

ET

l'action des Bromures

DANS L'ÉPILEPSIE

(ÉTUDE PHYSIOLOGIQUE)

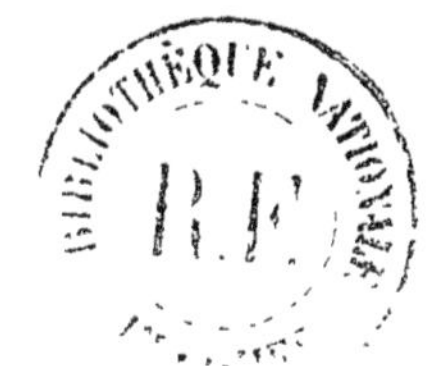

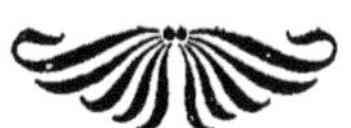

PARIS

INSTITUT INTERNATIONAL DE BIBLIOGRAPHIE SCIENTIFIQUE

93, boulevard Saint-Germain, VI.

1901

A MES CHERS PARENTS

A MES MAITRES DANS LES HOPITAUX
ET A LA FACULTÉ

A TOUS MES AMIS

INTRODUCTION.

« Nous avons pensé, écrivaient notre éminent Maître, M. le Professeur Richet et M. Ed. Toulouse (1), qu'en privant, dans une certaine mesure, l'organisme de chlorures, on devait le rendre ainsi plus sensible à l'action des bromures. Comme, selon toute vraisemblance, les actions médicamenteuses sont dues à l'imbibition des cellules par tels ou tels poisons, les actions doivent être d'autant plus intenses que l'appétition de ces cellules pour les poisons est plus intense, et, par conséquent, elle doit être augmentée pour les sels alcalins thérapeutiques par l'absence de sels alcalins alimentaires. »

De là l'idée d'appeler métatrophique (de μετά, changement, τροφή, nourriture), cette méthode thérapeutique qui consiste à changer, à modifier la nutrition intime des cellules, en diminuant un des éléments de leur constitution normale et en les rendant ainsi plus aptes à subir l'action d'un médicament.

Les premières applications de cette méthode ont été faites dans le service de M. le Docteur Toulouse à l'Asile

(1) Ch. Richet et Ed. Toulouse. Effets d'une alimentation pauvre en chlorures sur le traitement de l'épilepsie par le bromure de sodium. C. R. *Acad. des Sc.*, 1899, 20 nov., p. 850-853.

de Villejuif et ont donné lieu à plusieurs publications (1). Le fait principal qui se dégage des résultats publiés, c'est un accroissement de l'activité du bromure sous l'influence de la diminution du sel alimentaire, en un mot de l'hypochloruration. Nous nous sommes attaché à établir le mécanisme de l'action spéciale du bromure dans l'organisme ainsi privé d'une certaine quantité de sel, et nous montrerons combien il faudra tenir compte de cette action spéciale chaque fois où on ordonnera un régime d'hypochloruration, le régime lacté par exemple. M. Toulouse avait mis à notre disposition, avec une extrême bienveillance, les documents cliniques qu'il possédait ; malheureusement l'extension que nous avons donnée à la partie physiologique nous a empêché de les publier ; nous ne lui en devons pas moins une grande reconnaissance et nos plus sincères remerciements que nous sommes heureux de lui exprimer.

Mais M. le Professeur Richet nous laissait encore un vaste domaine à explorer. En effet, la question suivante se posait : Peut-on sans danger diminuer le sel dans l'alimentation, et jusqu'à quel point peut-on le faire ? Cette question n'avait jamais été exposée complètement, dans un travail d'ensemble, de manière à fixer les idées. Nous avons pensé que, pour l'élucider, la connaissance préalable de l'action physiologique du sel était nécessaire et c'est à l'étude de cette action que nous avons consacré nos premiers efforts.

Nous avons groupé et interprété les faits extrêmement nombreux, souvent contradictoires, qui se rapportaient

(1) Voir *Gaz. des hôp.*, Paris, 1900, t. LXXIII, p. 825.

à notre sujet de façon à en dégager une opinion précise sur l'utilité du sel dans l'alimentation et dans l'organisme. C'est alors que nous avons recherché les effets directs de la diminution du sel alimentaire et les moyens pratiques de réaliser cette hypochloruration chez l'homme sans inconvénient ; nous avons été amené ainsi à étudier les divers régimes, régime lacté, régime lacto-végétarien et régime mixte qui, par eux-mêmes, constituent des régimes d'hypochloruration et contiennent suffisamment de sel pour nos besoins. La diététique devant être prise en considération lorsqu'il s'agit d'épileptiques et surtout d'épileptiques bromurés, nous avons dû pousser l'étude de ces régimes assez loin.

Telles sont, aussi brièvement exposées que possible, les idées qui nous ont guidé dans l'élaboration de ce travail dont nous n'avons plus qu'à énumérer les chapitres :

CHAPITRE I. — Le chlore dans l'alimentation et dans l'organisme.

CHAPITRE II. — Effets de l'hypochloruration.

CHAPITRE III. — Les divers régimes d'hypochloruration.

CHAPITRE IV. — Action des bromures dans l'hypochloruration et mécanisme de cette action.

CHAPITRE V. — Conclusions.

Ayant compris, au cours de nos recherches, l'importance de la partie bibliographique d'un travail, nous avons essayé de donner à cette partie toute l'extension et toute la précision possibles ; nous avons cru plus intéressant de mettre immédiatement sous les yeux les renseignements bibliographiques que nous mentionnons.

Qu'il nous soit permis en terminant, d'adresser nos plus vifs remerciements à notre éminent Maître, Monsieur le Professeur Richet, qui, avec tant de bonté, nous a donné accès dans son laboratoire et prodigué ses conseils. Nous avons puisé à ses leçons si remarquables, cet amour pour la Physiologie qui nous a inspiré notre thèse. Nous savons le rôle que joue l'empirisme, au bon sens du mot, en thérapeutique, mais la physiologie vient éclairer celle-ci, la guider et lui fournir un terrain solide. Aussi, en donnant une large place à la Physiologie dans ce travail, avons-nous essayé de nous rendre utile, mais nous avons voulu également témoigner ainsi à notre éminent Maître toute la reconnaissance que nous lui devons.

Nous ne saurions oublier d'adresser enfin l'hommage de notre gratitude et de notre admiration à nos chers Maîtres dans les Hôpitaux et à la Faculté, qui nous ont fait profiter des bienfaits de leur grande expérience et de leur brillant enseignement.

Le chlore dans l'alimentation et dans l'organisme.

Avant d'étudier les effets de l'hypochloruration, il y a lieu de rappeler brièvement quelques faits importants concernant le rôle du chlore dans l'alimentation et l'action qu'excerce celui qui est normalement contenu dans l'organisme. Nous pourrons voir ensuite si la privation du chlore peut nuire et jusqu'à quel point elle peut nuire à cet organisme.

A. LE CHLORE DANS L'ALIMENTATION.

Le chlore existe en plus ou moins grandes proportions dans les aliments sous forme de chlorure de sodium et de chlorure de potassium, mais, chose curieuse, tandis que pour tous les autres sels, les quantités déjà contenues dans les aliments suffisent à nos besoins, le chlorure de sodium est le seul que nous tirions de la nature pour l'ajouter à celui que nous ingérons avec les aliments eux-mêmes. M. le

Pr Richet et M. Lapicque (1) admettent en effet que, pour un homme de 60 kilog., la consommation quotidienne moyenne est de 14 grammes (2), tandis que le chiffre moyen de sel contenu dans nos aliments, sans addition de sel, peut être évalué à 2 gr. 50 environ. Nous verrons plus loin quel est l'intérêt de cette distinction entre le sel des aliments et le sel ajouté lorsqu'il s'agira de fixer la ration chlorurée de l'épileptique.

Valeur alimentaire du sel.

Quelle est donc la valeur alimentaire du sel que nous consommons à si forte dose? Nous ne nous occupons que du chlorure de sodium qui est le plus important des chlorures: il est le plus répandu dans la nature et il se trouve en quantité prépondérante dans l'organisme.

Expériences chez les animaux.

On pense d'abord que Na Cl favorise l'engraissement; les éleveurs ont remarqué que les animaux mangent plus et prospèrent mieux lorsqu'on leur donne du sel (3). La question du sel dans l'alimentation a en effet fortement préoccupé les éleveurs et elle a été très discutée. Nous avons fait des re-

(1) Richet et Lapicque, Art. Aliments. in *Dict. de Physiol.*, 1895, t. I, p.317 et 322.

(2) Dans l'armée française, il est alloué 16 gr. de sel par jour et par homme. Pour établir ce chiffre, on s'est basé sur la quantité de sel nécessaire pour donner du goût à la ration alimentaire du soldat en temps de paix. Pour la ration de campagne, qui est plus abondante, il est alloué 20 gr. de sel par jour à chaque homme.

(3) Voir à ce sujet : Barral, Statistique chimique des animaux, appliquée spécialement à l'emploi agricole du sel. Paris, 1850. Boussingault, *Ann. de chim. et de phys.*, 1848, t. XXII, série 3, p. 116. Demesmay, *Journ. des Economistes*, 1849, t. XXV, p. 7 et 251. Desaive. Ueber den vielseitigen Nutzen des Salzes in der Landwirthschaft. Trad. allemande de Protz. Leipz., 1852.

cherches dans la littérature agronomique et nous avons pu voir que, tandis que certains auteurs préfèrent laisser dans un coin de l'étable une quantité assez forte et d'ailleurs indéterminée de sel dont les animaux prennent ce qu'ils veulent, un grand nombre d'autres au contraire ont cru devoir limiter la dose de sel à donner au bétail. Laissons de côté les chiffres qui se rapportent à une catégorie d'animaux (1), les poids des animaux dans la même espèce étant très variables ; M. J. Kühn (de Halle) (2) indique au contraire une quantité de sel pour un poids donné d'animal. D'après lui, il convient d'administrer une dose modérée : 4 à 8 gr. de sel par 100 kilog. de poids vivant, et il n'est pas judicieux de pousser la dose au delà de 16 gr. par jour et par 100 kilog. de poids vivant. Il s'agit ici des doses à ajouter à l'alimentation : « L'addition d'une dose modérée de sel, dit cet auteur, ne détermine pas un accroissement direct de viande et de graisse, pas plus que de la quantité de lait, mais bien la régularisation, l'accélération de tous les phénomènes physiologiques du corps animal. » Si nous prenons les chiffres indiqués par Kühn et si nous les rapportons à l'homme de 60 kilog., on voit que nous serons fort au-dessous du chiffre indiquant la quantité de sel que nous consommons.

Ajoutons que les éleveurs considèrent surtout l'action du sel comme importante avec des rations composées de fourrages aigris, soumis à la fermentation spontanée ou traités à l'eau chaude.

(1) Nous avons trouvé par exemple les chiffres suivants : 60 à 80 gr. de sel par jour pour les grands ruminants et 30 gr. au maximum pour les veaux et les moutons.

(2) J. Kühn. *Traité* de l'alimentation des bêtes bovines. Trad. française sur la 5me éd., Paris, 1873, p. 148.

Il y a en outre des expériences dont nous devons tenir compte. D'après Boussingault (1), le sel ne fait pas augmenter le poids du corps, mais il semble exercer sur l'organisme une action stimulante. Ayant mis au même régime six vaches dont trois recevaient du sel marin avec leurs aliments, tandis que les trois autres n'en recevaient pas, cet observateur montra qu'au bout de treize mois, l'addition de chlorure de sodium n'avait exercé aucune influence ni sur la quantité de la viande, ni sur celle de la graisse, mais elle avait donné aux animaux un poil plus luisant et plus de vivacité.

Les expériences de Béhague et E. Baudement (2) ne sont pas moins intéressantes. Six bœufs ont été mis en observation pendant 66 jours. Ils ont été soumis ensemble à un régime, privé de sel d'abord, additionné de sel ensuite. Le régime sans addition de sel a été administré pendant 38 jours, le régime avec sel a duré 28 jours. Avec l'un et l'autre régime, l'eau a été laissée à discrétion aux animaux. Pendant l'addition de sel, les animaux ont été successivement rationnés à raison de 5 gr., 10 gr., 15 gr., et 20 gr. pour 100 kilog. de poids vivant. Or voici les résultats obtenus : Les animaux, avec le régime sans addition de sel, ont beaucoup plus gagné en poids vif, plus de la moitié, qu'avec le régime salé. En outre, l'accroissement de poids le moins élevé correspond à la période où la consommation du sel a été le plus élevée. Et cependant avec le régime salé, les animaux mangeaient

(1) Boussingault. *Ann. de Chim. et de phys.*, Paris, 1848, t. XXII, p. 116.
(2) De Behague et E. Baudement. Expériences sur l'emploi du sel dans l'alimentation du bétail. *Bull. des Séances de la Société nationale et centrale d'Agriculture*, Paris, 1849-50, t. V, 2e série, p. 465-478.

davantage et prenaient des aliments sur une réserve qu'on avait laissée à leur disposition.

Donc le régime salé, loin d'être favorable à la production de poids vif, lui a été nuisible. Le sel a provoqué l'appétit des animaux qui s'est traduit par une consommation plus active, mais sans servir à leur développement, et sans exciter dans la même mesure leur faculté d'assimilation. C'est une erreur encore trop généralement admise, et nous l'avons trouvée reproduite dans un certain nombre de travaux, que celle de supposer que l'assimilation croît comme l'appétit et qu'il suffit de faire prendre aux animaux, comme à l'homme, une grande quantité d'aliments pour en obtenir un état d'embonpoint correspondant. Il n'est pas vrai que consommation d'aliments et production de poids vivant, soient, dans la machine animale, deux termes corrélatifs.

Chez des malades adultes de l'asile de Villejuif qui avaient été soumises pendant des mois au régime de l'hypochloruration, c'est-à-dire pour lesquelles toute addition de sel aux aliments avait été supprimée, on n'a pas observé de diminution de poids ; un certain nombre ont au contraire engraissé et les autres n'ont présenté de variations de poids que dans des limites normales ; ces résultats ont été publiés. Nous ne pensons pas cependant que, si l'adjonction de sel aux aliments devait favoriser l'engraissement, la faible minéralisation bromurée (3 gr. de Na Br. par jour en moyenne) supportée par chacune de ces malades, ait pu compenser la privation des 12 ou 14 grammes de sel qui sont ajoutés en moyenne aux aliments. On sait d'ailleurs que le bromure par lui-même fait maigrir les malades.

Si le bromure améliore l'état général des malades, c'est

ainsi que nous nous expliquons l'engraissement qui s'est manifesté dans plusieurs cas, cette action favorable du bromure n'est due qu'à la diminution notable ou à la disparition des accès épileptiques.

Le sel chez les jeunes animaux et chez l'enfant.

Les cas dans lesquels l'addition de sel a permis de constater une augmentation de poids ne peuvent s'appliquer qu'à de jeunes animaux en voie d'évolution et c'est bien ce que l'on peut constater lorsqu'on étudie les cas dans lesquels s'est manifestée cette augmentation de poids sous l'influence du sel. Dans tous, il ne s'agissait pas de sujets adultes. Bunge (de Bâle) (1) nous explique la nécessité spéciale du sel pour les jeunes animaux : à mesure que l'animal grandit, il contient relativement plus de potasse et moins de soude, et cela par suite de l'accroissement de la masse musculaire riche en potasse et de la diminution des cartilages riches en soude. Le lait de chienne est un peu plus riche en potasse et un peu plus pauvre en soude que la cendre du jeune animal ; il est aussi plus riche en chlore. Bunge rattache la teneur élevée en sodium chez le fœtus à un phénomène d'atavisme ; on sait en effet que le cartilage est apparu tout d'abord chez des animaux marins et que, s'étant formé dans l'eau de mer, il est resté riche en sel marin. L'ontogénèse ici est d'accord avec la phylogénèse. En effet, les analyses de Hugounenq (2) ont montré que la teneur du Na Cl rapportée

(1) Bunge. Cours de chimie biologique et pathologique, traduit par A. Jacquet, 1891.

(2) L. Hugounenq. La statique minérale du fœtus humain pendant les cinq derniers mois de la grossesse. *J. de phys. et de path. générale*, Paris, 1900, t. II, p. 509-510.

à l'unité de poids chez le fœtus, diminue au fur et à mesure que la grossesse avance, comme elle diminue à mesure que le nouveau-né avance en âge. Ce dernier fait a été confirmé par Rumpf (de Hambourg) (1) qui, avec Dennstedt, a montré, par de nombreuses analyses, que l'organisme de l'enfant contient le pourcentage le plus élevé de Na Cl et que ce pourcentage diminue à mesure que l'enfant se développe.

Le Na Cl est donc plus nécessaire aux jeunes animaux qu'aux adultes, et, de fait, le sel du lait est, par rapport au poids de l'enfant, en plus grande quantité que celui des aliments par rapport au poids de l'adulte.

Voici en effet quelques comparaisons curieuses que l'on peut faire : Un nourrisson de 6 à 7 kilog. (il atteint d'ordinaire ce poids à l'âge de 6 mois) consomme journellement environ 1 litre de lait.

Celui-ci contient, d'après Bunge :

Cl. 0 gr. 44 $K^2 O$ 0 gr. 78 $Na^2 O$ 0 gr. 23.

Or, dans la ration journalière d'équilibre d'un Parisien adulte de 60 kilogr., ration équivalant à 3278 calories, il entre, d'après les chiffres donnés par MM. Richet et Lapicque :

Cl. 0 gr. 63 $K^2 O$ 4 gr. 89 $Na^2 O$ 1 gr. 198.

On voit que ces quantités, relativement au poids de l'adulte, sont inférieures à celles que prend l'enfant.

Si nous examinons maintenant les chiffres indiquant la consommation minima nécessaire au même individu de 60 kilogr., nous constatons qu'elle est également plus faible

(1) Th. Rumpf. *Neurol. Centralbl.*, 1900, t. XIX, p. 510.

que celle de l'enfant, toujours relativement au poids du sujet. Nous avons en effet :

Cl. 1 gr. 50 K^2O 0 gr. 90 Na^2O 0 gr. 30 (1).

Par conséquent. l'adulte a besoin de moins de sel que l'enfant qui l'utilise pour l'édification de son organisme en état de croissance. Il y a un fait bien intéressant à cet égard : Le lait de vache contient relativement aux matières organiques, une proportion beaucoup plus forte de sels inorganiques, et notamment de Cl que le lait de femme. L'explication téléologique de ce fait se trouve précisément dans la croissance du veau, beaucoup plus rapide que celle du jeune enfant. Voici les quantités de Cl. que renferment le lait de femme et le lait de vache, pour 100 parties de substance sèche (Bunge). (2)

Lait de femme................   0.44
Lait de vache................   1.60

Ces chiffres sont déjà très significatifs par eux-mêmes. Mais il reste encore à savoir dans quelle mesure le sel intervient pour favoriser la croissance de l'enfant qui, somme toute, n'en prend que très peu, comme on le voit. L'adulte prenant 15 gr. de sel par jour, le nourrisson de six mois devrait, pour son poids, prendre 1 gr. 50 de sel ; or, malgré le besoin de sel qu'exige sa croissance, il ne prend même pas la moitié de cette quantité. Nous passons donc par une phase normale d'hypochloruration avant d'arriver à l'hyperchloruration, c'est-à-dire à la quantité exagérée de sel que nous consommons d'ordinaire.

(1) Tous ces chiffres sont tirés du travail de MM. Richet et Lapicque.
(2) Bunge. *Loc. cit.*, p. 102.

Le sel chez l'adulte. Conception de Bunge.

Bunge a essayé d'expliquer cette consommation excessive.
Cet auteur fait remarquer que les herbivores seuls ont besoin
d'un supplément de sel de cuisine, tandis que ce n'est pas
le cas pour les carnivores. Nos carnivores domestiques, le
chien et le chat, préfèrent en effet une nourriture peu salée,
et montrent une répugnance caractéristique pour les aliments
fortement salés, tandis que les herbivores sont avides de
sel. De même pour les animaux sauvages. Les ruminants
et les solipèdes sauvages recherchent les roches, les flaques
et les efflorescences salées pour en lécher le sel, comme le
rapportent les descriptions de voyages. Cependant les quantités de chlorure de sodium absorbées avec la nourriture par
les herbivores et rapportées à l'unité de poids du corps ne
sont dans la plupart des cas, pas beaucoup inférieures aux
quantités absorbées par les carnivores. La différence tient à
ce que l'herbivore absorbe une quantité de potasse au moins
trois ou quatre fois plus grande que le carnivore.

C'est cette considération qui conduit Bunge à penser que
la richesse en potasse de l'alimentation végétale doit être la
cause du besoin de chlorure de sodium. Cet auteur admet
que si les sels de potasse entrent dans le sang par l'absorption de la nourriture, une double décomposition se fera, il se
formera du chlorure de potassium et le sel de soude de l'acide
auquel la potasse était unie. Or le rein a pour fonction de
maintenir la composition du sang dans des limites constantes
et d'éliminer tout corps étranger. C'est pourquoi le sel de
soude ainsi formé sera éliminé en même temps que le chlorure de potassium de sorte que le sang aura perdu une cer-

taine quantité de chlore et de soude et il faudra, pour réparer
cette perte, que l'organisme absorbe une quantité de sel
supplémentaire. Bunge ayant ajouté à ses aliments une certaine quantité de sels de potasse, il constata dans ses urines
une augmentation remarquable de chlore et de sodium.

Aussi les peuples ayant une alimentation exclusivement
animale n'aiment pas le sel, tandis que ceux qui se nourrissent principalement de végétaux le recherchent davantage.
Les juifs offraient à Dieu du sel avec les fruits de la terre.
Les Romains agissaient pareillement, tandis qu'ils offraient
à leurs dieux les victimes vivantes, mais sans adjonction de
sel. Un grand nombre de peuples non agricoles ne salent pas
leurs aliments, les Kirghizes, les Bushmen, les Indiens de
l'Amérique du Nord, les Indigènes de la Nouvelle-Hollande,
etc. En France, la statistique a démontré que la population
des campagnes consomme par tête trois fois plus de sel que
la population des villes. Cela expliquerait aussi pourquoi on
ne peut manger les pommes de terre sans sel. Ce sont les
aliments dans lesquels le rapport de la potasse à la soude est
le plus élevé (le seigle, les pommes de terre, les pois et les
fèves) qui exigent l'adjonction de plus de sel ; or, ce sont
ceux-là qui composent l'alimentation principale de l'ouvrier ;
donc l'impôt sur le sel est injuste.

Critique de la théorie de Bunge.

Il y a plusieurs remarques à faire à propos de la conception de Bunge. D'abord nous employons une alimentation
mixte et très variée, et, par suite, le sel ne nous serait plus
aussi nécessaire, du moins en grande quantité. De plus, si
la conception de Bunge était rigoureusement exacte, l'ad-

dition de sel en nature serait absolument indispensable aux herbivores pour réparer les pertes incessantes de sodium qu'ils éprouveraient : or l'observation de chaque jour montre que les herbivores se passent très bien de sel. Beaucoup d'herbivores vivant à l'état sauvage, comme les lièvres et les lapins n'absorbent jamais de sel, et, dans un grand nombre de contrées, on ne donne jamais de sel aux mammifères domestiques.

L'addition de sel est-elle plus indispensable à l'homme ? Des personnes habituées à prendre beaucoup de sel, des voyageurs par exemple, ont pu supprimer l'adjonction de cet aliment sans en être incommodés. L'exemple des malades de Villejuif montre également qu'il n'y a aucun inconvénient à supprimer en majeure partie le sel ajouté aux aliments.

D'ailleurs, l'élimination du chlorure de sodium sous l'influence des sels potassiques n'a été établie par Bunge que pour un seul jour. Il est permis de se demander ce qui serait arrivé s'il avait poursuivi l'expérience pendant plusieurs jours. Nous verrons, d'après les expériences récentes de MM. Richet et P. Langlois, qu'au cours de l'inanition, le taux normal du chlorure de sodium se maintient avec une très grande ténacité dans le sang et dans les tissus. Par suite, il est très probable que l'élimination du chlorure de sodium sous l'influence des sels potassiques se serait produite seulement aussi longtemps que le Na Cl eût été en excès ; telle est également l'opinion de Munck et Ewald (1) : « Si l'on supprimait, disent ces auteurs, l'administration du Na Cl, comme ce sel est retenu avec une si grande force par les tissus et les

(1) J. Munck et C. A. Ewald. *Traité de diététique*, traduction française 1897.

liquides, il est très probable qu'un excès de sel potassique ne pourrait pas chasser du sang une quantité quelque peu notable de Na Cl, pas plus que ce n'est le cas pendant l'inanition. »

Influence des sels de potasse dans l'alimentation.

D'ailleurs, nous avons trouvé dans un travail de Kemmerich (1) une expérience assez démonstrative à cet égard. Cet auteur se demande si les sels de potasse peuvent être substitués aux sels de soude dans l'alimentation, et il donne, chaque jour, à un chien, pendant 17 jours, les résidus de 1.200 grammes de viande broyée et exprimée, additionnés de 2 grammes de chlorure de potassium et 4 grammes de phosphate de potasse, enfin de l'eau distillée. Le dix-huitième jour, il sacrifie l'animal et il trouve sa musculature très développée, mais par contre peu de graisse mésentérique. L'analyse du sang permet de constater la présence de sels de soude en quantité ordinaire et prépondérante, tandis que les sels de potasse se trouvent en excès dans les urines. Par conséquent, si le sang se charge de sels potassiques en excès, ceux-ci sont rendus par les urines sans pouvoir prendre la place des sels de soude. De même Forster (2) ayant donné pendant plusieurs semaines des sels de potasse avec des résidus de viande ne contenant pas de Na Cl, n'a trouvé qu'une diminution minime de la teneur en Cl du sang ; c'est l'élimination du Cl par l'urine qui était considéra-

(1) E. S. Kemmerich. Untersuchungen über die physiologische Wirkung der Fleischbrühe, des Fleischextracts und der Kalisalze des Fleisches. *Pflüger's Archiv.*, 1869, vol. II, p. 84-85.
(2) J. Forster. Versuche uber die Bedeutung der Aschebestandther in der Nahrung. *Zeitschr. f. Biol.*, 1873, vol. IX, p. 364.

blement diminuée. J. Kurz (1), qui a fait une étude assez approfondie de la question, conclut également de ses expériences que les sels de potasse donnés d'une façon continue à l'organisme ne peuvent troubler l'équilibre normal du sang, ni augmenter la quantité de Na Cl dans l'urine (2).

La théorie de Bunge, si intéressante soit-elle, nous paraît donc exagérée, et on ne peut pas dire que l'addition de sel aux aliments soit indispensable ; du moins, rien ne le prouve.

Enfin, s'il est vrai qu'il y a une sorte de balancement entre la potasse et la soude et si on cherche quelles doivent être les quantités respectives de K^2O et de Na^2O dans les aliments pour qu'il ne soit pas nécessaire d'y ajouter du sel, voici ce qu'on trouve : dans la chair des animaux de boucherie, débarrassée de son sang, il y a environ 4 équivalents de potasse pour 1 équivalent de soude ; or, le régime carné, d'après Bunge, ne nécessite pas l'adjonction du sel. Il en résulte que l'homme et les herbivores peuvent parfaitement supporter sans addition de sel une nourriture dans laquelle entrent environ quatre (de quatre à six, dit Bunge) équivalents de potasse pour un équivalent de soude. Les analyses et les tableaux fournis par Bunge nous montrent que cette équivalence se rencontre précisément dans un grand nombre d'aliments et notamment dans le lait. Le seigle, les pommes de terre, les pois et les fèves étant les aliments dans lesquels le rapport de la potasse à la soude est le plus ·élevé, dans la

(1) J. Kurz. Ueber Entziehung von Alkalien aus dem Thierkörper. *Diss. Dorpat*, 1874, p. 33.
(2) Voir également sur l'excrétion urinaire dans l'ingestion de sel de K : Güthgens. *Dorpater med. Zeitschr.*, I, 1876, p. 358, et A. Dehn. Ueber die Ausscheidung der Kalisalze. *Diss. inaug.*, Rostock, 1876 et Pflüger'ss *Arch. f. d. ges. Physiol.*, T. XIII, 1876, p. 353.

plupart des autres aliments, une très petite quantité de sel est nécessaire pour rétablir cette équivalence.

Le tableau suivant donne une idée de la quantité de sels alcalins absorbés, en même temps que 100 grammes d'albumine, pour les divers aliments (Bunge).

Pour 100 grammes d'albumine, on trouve dans les aliments suivants :

	K^2O	Na^2O
Sang de bœuf......................	0 gr. 2	2 gr.
Riz	1	0,03
Viande de bœuf...................	2	0,3
Froment........................ ⎫		
Seigle .... ⎬	2-5	0,05-0,3
Pois........................... ⎭		
Lait de femme...................	5-6	1-,2,4
Pommes de terre.................	42	0,7

Ces chiffres montrent bien que pour amener le rapport $\dfrac{K^2O}{Na^2O}$ à la valeur qu'il présente pour le lait par exemple, l'addition de très petites quantités de sel marin suffirait en ce qui concerne la plupart de nos aliments végétaux, les céréales, les légumineuses et surtout le riz. Or, nous faisons un usagé immodéré des aliments salés, et cet usage est encore accentué par l'habitude des boissons alcooliques : « Nous consommons beaucoup trop de sel, dit Bunge finalement, jusqu'à 20 et 30 grammes, et souvent plus encore, alors qu'il suffirait d'ajouter 1 à 2 grammes à une alimentation végétale pour rétablir cette équivalence. »

Ajoutons immédiatement que ce luxe de sel, cette hyperchloruration à laquelle nous nous soumettons habituellement est non seulement inutile, mais qu'elle peut même être nuisible par suite de la fatigue incessante qu'impose aux reins une excrétion considérable de sel. Bunge insiste sur ce point d'autant plus important pour nous qu'il y a intérêt à faciliter et non à gêner, par la fatigue rénale, l'élimination chez les épileptiques.

Inversement, on a voulu attribuer le scorbut à un manque de sels potassiques dans les aliments. A diverses reprises, on avait été frappé du fait que le scorbut éclatait fréquemment pendant les voyages lointains en mer, lorsque la viande offerte aux passagers l'était exclusivement sous la forme salée et saumurée, et surtout, lorsque les légumes frais faisaient en même temps défaut. Or, comme les cendres de cette viande renferment une quantité beaucoup moins considérable de potassium que les cendres de la viande fraîche, que par contre elles renferment une quantité très élevée de Na Cl provenant de la saumure, on en conclut que le scorbut résultait d'un défaut de potassium. Il est bien probable que ce n'est pas exact. Il n'est pas rare, en effet, de voir survenir le scorbut chez des prisonniers nourris presque exclusivement avec des aliments végétaux riches en potassium, et cela, même dans quelques cas où ils ne manquaient ni de viande fraîche, ni de légumes verts (1). Des recherches plus récentes, dans lesquelles on aurait observé une amélioration de l'affection scorbutique par l'addition de graisse à l'alimentation, sembleraient indiquer que le scorbut est provoqué par une alimentation incomplète, pauvre en graisse, en

(1) Voir à ce sujet : Immermann, in v. Ziemssen's Handb. der spec. Pathol., vol. XIII, Th. 2, p. 571.

même temps que par des conditions défavorables d'hygiène, d'habitation, plutôt que par une insuffisance de sels potassiques dans l'alimentation (1). On sait que les sels de potasse alimentaires exercent une action tonique sur l'organisme.

Le sel comme condiment. Influence sur la sécrétion du suc gastrique.

La raison véritable pour laquelle on ajoute beaucoup de sel aux mets, c'est que cette substance joue surtout le rôle d'un condiment : Elle donne aux aliments un goût agréable, elle provoque une excitation qui a un retentissement réflexe sur les sécrétions digestives et elle augmente l'appétit. D'après les intéressantes (2) recherches de J. Pawlow (3), il faut un jeûne prolongé, un jeûne de 5 jours chez le chien, pour voir cesser complètement la secrétion gastrique. Dans ces conditions, il suffit de donner à l'animal un peu d'eau ou une *faible* quantité de sel pour que l'appétit revienne avec le rétablissement de la sécrétion.

Voit (4) avait déjà observé, chez un chien porteur d'une fistule gastrique, qu'il fallait une alimentation sans chlorures longtemps administrée pour qu'il n'y ait plus de suc gastrique. Forster (5), chez un chien qu'il avait soumis pendant

(1) Voir Forster. Ernährung und Nahrungsmittel, in Pettenkofer's Handb. der Hygiene, 1882, vol. I, p. 68.

(2) L'accroissement du suc gastrique sous l'influence du sel a été constaté expérimentalement par Bardeleben et Rabuteau. Voir : Bardeleben. *Compt. rend. de l'Acad. des Sc.*, 1847, t. XXV, p. 601. Rabuteau. *Eléments de Thérap. et de pharmacol.*, Paris, 1875.

(3) J. Pawlow. Secrétion gastrique pendant le jeûne, Société méd. de St-Pétersb., janv.-juillet, 1898. Voir aussi : *Gaz. hebd. de méd. et de chir.*, Paris, 1898, p. 883.

(4) Voit. Sitzungsber. d. K. Akad. d. Wissensch., Munchen, 1869, t. II, p. 506.

(5) Forster. Versuche über die Bedeutung der Aschebestandtheile in der Nahrung. *Zeitschr. f. Biol.*, 1873, vol. IX, p. 346.

31 jours à une alimentation dépourvue de sels, constate encore la présence de suc gastrique : Il est remarquable d'ailleurs de voir combien, dans les expériences de Forster, chez des animaux nourris simplement avec des résidus de viande sans sels, les fonctions digestives sont restées normales, alors que les fonctions des autres organes étaient profondément troublées. Ces faits démontrent également l'inutilité de l'adjonction de ces grandes quantités de sel que nous prenons avec nos mets. Nous avons dit d'ailleurs qu'un certain nombre d'animaux privés de sel (il s'agit, bien entendu, du sel ajouté aux aliments) n'en étaient nullement incommodés, de même qu'un certain nombre de peuples. Les malades de l'asile de Villejuif ont supporté pendant des mois, sans être rebutées, le régime sans adjonction de sel ; leur appétit n'en était nullement diminué.

Il suffit en pratique de varier les mets pour les faire supporter facilement, même sans sel ajouté : Ce qui fatigue surtout en effet, c'est une alimentation identique, longtemps administrée, et c'est une des raisons, peu signalée, pour laquelle le régime lacté, qui est un régime d'hypochloruration comme nous le verrons, et qui présente d'autre part d'immenses avantages, n'est pas longtemps toléré par un grand nombre de malades.

Cette influence qui s'exerce sur l'appétit en dehors de l'excitation directe due au contact du sel avec les muqueuses digestives, n'est pas sans importance, et nous pouvons dire qu'un sujet supportera mieux un régime varié sans sel qu'un régime uniforme avec adjonction de ce condiment ; nos malades préféraient le régime ordinaire sans sel au régime lacté longtemps administré. Le tout doit être évidemment subordonné à l'intérêt du malade, et nous avons vu des malades albuminuriques ou atteints de cirrhose alcoolique par exemple, suivre pendant des mois le régime lacté ; M. Toulouse a cité quelques observations dans lesquelles le régime lacté a été suivi pendant des mois. Ce qui est certain en tous cas, c'est que l'addition de sel aux aliments n'est pas indispensable. Les aliments contiennent en eux-mêmes une certaine quantité de sel, mais en outre l'emploi des condiments est corrélatif à la nature des aliments : certains légumes et certains fruits savoureux, le bouillon, la viande rôtie ou grillée, le beurre, le sucre et bien d'autres aliments qui présentent une certaine saveur, excitent les sécrétions digestives et peuvent jouer le rôle de condiments. Encore une fois, l'adjonction de sel aux aliments n'est pas indispensable.

Ne peut-on pas aller plus loin et se demander même si l'excitation de contact, l'excitation sensorielle souvent répétée, à laquelle succède la stimulation due à l'absorption du sel, n'est pas nuisible chez des sujets aussi facilement excitables que les épileptiques ? Cette excitation sensorielle de contact de la substance saline avec les muqueuses buccale et stomacale n'est pas négligeable. Elle se traduit par un accroissement notable et temporaire de la force musculaire qu'on peut mesurer à l'aide du dynamomètre. M. Féré qui a fait des recherches à ce sujet (1) a montré que le Na Cl est, comme le sulfate de quinine, une des substances sapides dont l'action dynamogénique et, par suite, l'excitation, est la plus forte ; ainsi, si le sucre donne le chiffre 29 au dynamomètre, le sel donne 35 et le sulfate de quinine 39.

(1) Ch. Féré. *Bull. de la Soc. de Biol.,* Paris, 1885, T. XXXVII, p. 285-287.

Nous avons vu une personne prendre d'autant plus de sel que sa fatigue cérébrale était plus intense, à tel point qu'elle employait quelquefois le contenu d'une salière pendant un repas et elle prétendait être mieux restaurée, quand elle était fatiguée, par des aliments très salés. Il y a un autre fait plus curieux que nous avons pu observer ; c'est que, dans les hôpitaux, certains sujets alcooliques, prennent beaucoup plus de sel que d'autres non alcooliques ; nous avons pensé que l'excitation produite par ce sel pouvait dans une certaine mesure compenser chez eux l'excitation déterminée par l'alcool qui, à l'hôpital, leur faisait défaut. Näcke (d'Hubertsbourg) (1) a constaté dans son service un fait analogue. Il a vu un grand nombre de malades qui, auparavant, prenaient peu de sel, en demander beaucoup dès leur entrée à l'hôpital, et il attribue à cette « faim de sel » (Salzhunger) la même cause, c'est-à-dire le besoin d'excitation créé antérieurement par l'alcool qui, à l'hôpital, n'est donné qu'en très petite quantité. Il est certain qu'à cette excitation périphérique déterminée par le contact de la substance saline avec la muqueuse doivent correspondre des décharges dans les centres nerveux et il faut se demander si, d'une manière générale, il n'est pas utile, à ce point de vue, de diminuer la quantité de ce condiment dans le régime des épileptiques.

Influence du sel sur la digestion et l'absorption stomacales.

Quant à l'influence du sel sur la digestion et l'absorption stomacales, nous pouvons l'apprécier d'après un grand nom-

(1) Näcke. *Neurol. Centralbl.*, 1900, t. XIX, p. 648.

bre d'expérimentateurs : Suivant les observations d'Ogata (1)
sur un chien porteur de fistule stomacale, le Na Cl à raison de
6 gr. pour 100 gr. de viande, accélère la digestion stomacale ;
d'après Brandl (2), la solution saline à 2 0/0 augmenterait
également l'absorption des substances nutritives de l'estomac.

Influence du sel sur la digestion artificielle.

Cependant Lehmann (3), revenant sur son opinion antérieure, dit nettement que, dans le suc gastrique naturel ou
artificiel, toute addition de sel empêche la peptonisation.
A. Schmidt (4) montre également qu'une addition de sel très
minime (0,5 à 0,6 0/0 du mélange digestif artificiel) entrave la
digestion des matières albuminoïdes. Wolberg (5) constate
le même fait, mais il dit cependant qu'en ajoutant la même
quantité (0,5 0/0 du mélange digestif), il a observé une
légère accélération de la dissolution des matières albuminoïdes ; cette dissolution est au contraire retardée si on
ajoute des quantités de sel plus grandes. A. Petit (6) trouve
que, dans le milieu digestif artificiel, l'action de la pepsine
est diminuée par la présence même de faibles quantités de

(1) Ogata. Ueber den Einfluss der Genussmittel auf die Magenverdauung.
Arch. f. Hyg., 1885, t. III, p. 212.
(2) Brandl. Ueber Resorption und Secretion im Magen und deren Beein-
flussung durch Arzneimittel. *Zeitschr. f. Biol.*, 1892, t. 29, p. 277.
(3) C. G. Lehmann, *Lehrbuch der physiol.* Chemie, Leipz., 1850, vol. I, p. 444
(4) Alex. Schmidt. Ueber die Beziehung des Kochsalzes zu einigen thieri-
schen Fermentations prozessen. *Pflüger's Archiv.*, 1876, vol. XIII, p. 93.
(5) L. Wolberg. [Influence of acids and alkalies in digestion]. *Gaz. lek.*,
Warszawa, 1880, vol. XXVIII, p. 165 ; 186 ; 214. Et in *Pflüger's Archiv.*,
1880, vol. XXII, 291-310.
(6) M. A. Petit. Études sur les ferments digestifs. *Journ. de Thérap.*,
Paris, 1880, p. 491.

sel. Pfeiffer (1) a vu, lui aussi, la plus faible addition de sel
marin (0, 24 0/0) mettre constamment obstacle à la digestion
gastrique artificielle ; Herzen (2) Klikowicz (3) ont obtenu le
même résultat avec des doses faibles de Na Cl, et M. Linossier (4) a constaté que, même à la dose de 0 gr. 50 par litre,
le sel exerce une action retardante manifeste sur la digestion
peptique de l'albumine curite :

Avec une dose de 3 gr. de sel pour 1000 de suc gastrique
artificiel, et en employant le procédé de Mette, M. Linossier
a obtenu un retard qu'on peut évaluer en disant qu'il est
comparable à celui qui résulterait d'une diminution de 40 à
50 0/0 de la quantité de pepsine. Si nous évaluons à 20 gr.
la quantité de sel que nous ingérons par jour et à 6 kilog. le
poids du suc gastrique que nous sécrétons, ce qui fait 3 gr.
de sel environ pour 1000 , nous ne pourrons conclure qu'à
une action retardante du sel à la dose où nous l'employons.

Nous ne parlons pas des recherches qui ont été faites sur
la dissolution et sur la digestion de certaines substances et
notamment de la fibrine en présence du sel. M. Dastre et ses
élèves Arthus et A. Huber (5) ont fait à ce sujet des expériences très intéressantes, mais dont le but est tout différent
de celui que nous recherchons. Ils ont observé avec la fibrine
fraîche mise en présence de solutions salines, fortes ou fai-

(1) E. Pfeiffer. Ueber den Einfluss einiger Salze auf verschiedene künstliche Verdauungsvorgänge. Sep.— Abd. aus den Mittheil. d. amtl. Lebens-
mittel-Unters.— Anstalt zu Wiesbaden, 1883-1884.

(2) Herzen. Altes. und Neues über Pepsinbildung, Magenverdauung und
Krankenkost, 1885.

(3) St. Klikowicz. Ueber den Einfluss einiger Arzneimittel auf die künstliche
Magenverdauung. *Arch. f. path. Anat.*, etc., Berl., 1885, T. CII, 360-396.

(4) G. Linossier. *L'hygiène du dyspeptique*, Paris, 1900, p. 36.

(5) A. Dastre. La digestion saline de la fibrine. *Arch. de Phys.*, Paris,
1894, VI, Ve Sect., 920-929; 1895, VII, 408-414. — La digestion saline de la
gélatine. *Arch. de Phys.*, 1895, VII, 701-710.

bles, des transformations analogues à celles qui s'opèrent dans la digestion gastrique. Ils se sont ainsi placés en dehors des conditions ordinaires où se fait la digestion normale qui, seule, nous intéresse ici. Ils ont vu notamment que les transformations digestives observées, qui devraient se produire plus facilement lorsqu'on acidifie la liqueur à 3 0/00 de HCl, puisque c'est dans ces conditions que la pepsine acquiert son maximum d'activité, sont au contraire annihilées par cette acidification. Nous pourrions en dire de même en ce qui concerne la digestion saline de la gélatine.

Revenons aux expériences faites chez l'homme et les animaux.

Influence du sel introduit dans l'estomac.

Reichmann (1), faisant des recherches chez des sujets sains et chez des sujets dyspeptiques à l'aide de lavages de l'estomac, trouve que le chlorure de sodium, introduit dans cet organe en solution variant entre 1 0/0 et 10 0/0, exerce la même action nuisible que d'autres sels alcalins, neutres au tournesol. Sous son influence, se manifeste une hypersécrétion des matières albuminoïdes et muqueuses des glandes stomacales, à réaction alcaline, dont le mélange aux liquides contenus dans l'estomac vient diminuer et même annihiler l'action du suc gastrique. D'après M. Girard (2), de Genève, les petites doses sont sans influence, mais les fortes doses

(1) N. Reichmann. Experimentelle Untersuch. über den localen Einfluss des Chlornatriums auf die Magensaftsecretion. *Arch. f. exper. Anat. u. Pharmakol.*, Leipz., 1887, XXIV, 78-84.

(2) M. Girard. Contribut. à l'étude de l'influence des chlorures sur la composition du suc gastrique. *Arch. de phys. norm. et path.*, Paris, 1889, XXI, p. 595-599.

déterminent un catarrhe neutralisant le suc gastrique. Les injections rectales de 5 à 7 gr. de Na Cl provoqueraient une sécrétion de suc gastrique riche en acide et en pepsine. Mais le suc gastrique sécrété dans ces conditions serait épaissi et la sécrétion se ferait lentement. L'auteur pense que ces particularités sont dues à la concentration des liquides provoquées par la diarrhée consécutive aux injections salées.

M. Hayem (1) a fait lui-même quelques recherches intéressantes. Au point de vue physiologique, voici ce qu'il a observé chez le chien en comparant les chiffres obtenus avec le repas de viande et d'eau et le même repas additionné de 5 gr. de sel. Au bout d'une heure, il a vu un arrêt presque complet de la digestion avec le sel, tandis qu'après le repas sans sel, H (acide chlorhydrique libre) a une certaine valeur. Mais au bout de deux heures, la différence tend à s'effacer. L'auteur conclut que chez le chien, à l'état physiologique, le Na Cl ajouté en assez forte proportion à un repas, détermine un simple retard, un trouble évolutif du processus stomacal. Quant à l'action des petites doses souvent renouvelées, elle a été mise en évidence par un des élèves de l'auteur, qui s'est soumis pendant six semaines à un régime très salé, sans doser cependant les quantités de sel ingérées. Ce régime salé a déterminé chez ce jeune homme, dont l'état gastrique n'était d'ailleurs pas normal, une forte excitation stomacale ; la digestion est cependant restée ralentie et on a pu noter l'apparition d'une réaction acétique nette : « On voit ainsi quelle part l'usage de mets trop salés peut prendre à la production de l'hyperpepsie compliquée de fermentation

(1) G. Hayem. Leçons de Thérap. Paris, 1893, t. IV (Médication antidyspeptique), p. 427-429.

et de ralentissement de la digestion, dit en terminant M. Hayem qui trouve le sel contre-indiqué dans toutes les formes de l'hyperpepsie et de l'hypopepsie, sauf peut-être dans l'hypopepsie peu avancée. »

Nous voyons donc constamment l'action nuisible des quantités fortes ou moyennes de sel sur les phénomènes digestifs ; ce qui nous confirme encore dans cette opinion, ce sont les expériences de Wolff.

En effet Wolff (1), en étudiant l'action du sel chez des malades, a noté une diminution de l'acidité stomacale et de la peptonisation. Dans certains cas, il a observé une suppression de l'acide chlorhydrique. Wolff en conclut que le Na Cl est indiqué dans le cas d'augmentation de la sécrétion et de l'activité gastrique.

Cependant Boas (2) en se servant des eaux salines faibles (Kissingen, etc.) a été conduit à admetre que l'usage répété de petites doses de Na Cl augmente la sécrétion des glandes gastriques.

Enfin Pawlow (3), sur un chien qui a supporté la gastrostomie, et en même temps l'œsophagostomie, a constaté l'action retardante du sel, même en quantité faible, sur la digestion. Cet auteur en arrive à la même conclusion pour ce qui concerne l'action du sel sur le suc pancréatique. En somme il n'y aura aucun inconvénient à restreindre le plus possible la quantité de sel ingéré.

---

(1) Cité par G. Hayem. *loc. cit.*, p. 427.
(2) Cité par G. Hayem, *loc. cit.*, p. 428.
(3) J. Pawlow. Die Arbeit der Verdauungsdrüsen, 1898, édit. allemande, p. 192.

Digestibilité des aliments sans addition de sel.

Il était intéressant, après les recherches précédentes, de voir si les aliments dépourvus à peu près complètement, c'est-à-dire autant que possible, de leurs sels, seraient digérés et absorbés plus rapidement que les aliments à l'état ordinaire. Quelques expériences ont été faites à ce sujet : Forster (1) et Rynders (2) ont observé que la viande rendue insipide par épuisement à l'eau, fut digérée et absorbée dans la même quantité et dans le même temps que de la viande rôtie; pareillement une ration mixte et fade, composée de viande, de lait, de pain et de beurre que Flügge (3) parvint à ingérer pendant 14 jours fut absorbée au même degré que cette même ration additionnée de condiments. Il n'y aura donc aucun inconvénient à réduire au minimum la quantité de sel ajoutée aux aliments.

La question a fortement intéressé les éleveurs.

Les observations faites sur les animaux conduisent à une opinion analogue: Grouven (4) n'a pas vu une alimentation composée exclusivement de paille de seigle et donnée aux bœufs, leur profiter davantage qu'une alimentation salée et il montre que l'addition de sel n'augmente nullement la digestibilité des aliments. D'après E. Wolff (5), le sel permettrait chez les moutons, dans certains cas, une digestion plus facile des protéines du foin des prairies. Mais Hofmeis-

(1) Forster. Versuche über die Bedeutung der Aschebestandtheile in der Nahrung. *Zeitschr. f. Biol.*, 1873, t. IX, p. 345.
(2) Rynders. Cité par Munk et Ewald. Traité de diététique, 1897, p. 114.
(3) Flügge. Beiträge zur Hygiene, Leipzig, 1879, IVᵉ partie (Beitrag zur Kenntniss der Kost in öffentlichen Anstalten), p. 96.
(4) Grouven Zweiter Bericht der Versuchstation Salzmünde, 1864, p. 322.
(5) Wolff. Die Versuchsstation Hohenheim, 1870, p. 68.

ter (1) a vu se produire une action contraire, sous l'influence du sel, pour une alimentation riche en protéines. De même Weiske (2) n'a pas constaté, chez des moutons, un avantage quelconque, au point de vue digestif, de l'emploi du sel. Le sel n'a donc pas en ce qui concerne les phénomènes digestifs une aussi grande utilité que celle qu'on eût pu lui attribuer. Wolff (3) est revenu sur la question et il a montré, par de nombreuses expériences chez les animaux, que le sel ne fait varier en rien la digestibilité des aliments. Enfin S. Gabriel (4), se basant sur des recherches de Stutzer (5), et sur des recherches personnelles, montre que, dans les conditions normales, le sel n'exerce aucune ou presque aucune influence sur cette digestibilité. Les doses données dans toutes les expériences ont été diverses et cependant les résultats ont été concordants. La conclusion est donc facile à tirer.

Ces expériences nous permettent de revenir sur une erreur commise autrefois. Voyant que les animaux auxquels on donnait des aliments pauvres en sel, par exemple des résidus de viande broyée et épuisée, ne mangeaient pas et dépérissaient rapidement, on croyait pouvoir en conclure que ces aliments n'étaient pas digestibles : Liebig (6) avait admis ce fait sans faire d'expériences directes pour le démontrer, et Kemmerich (7) dit qu'il n'a jamais réussi à nourrir les chiens avec

(1) Hofmeister. Landw. Versuchsstationen, VI, 1864, p. 196.
(2) Weiske, *Jour. f. Landwirthschaft*, 1874, vol. IX, p. 370.
(3) Wolff. Landw. Jahrbücher, vol. XXII.
(4) S. Gabriel. Ueber die Wirkung des Kochsalzes auf die Verdaulichkeit und den Umsatz des Eiwoisses. *Zeitschr. f. Biol,*, 1892, vol. XXIX, N. F., XI, p. 554.
(5) Stutzer. Landw. Versuchst., vol. XXXVIII.
(6) Liebig. Chem. Briefe, Volkausg., 1865, p. 289.
(7) Kemmerich. *Loc. cit.*, p. 75 et 79.

les résidus de viande sans addition de sel, tandis que les
mêmes résidus additionnés des sels contenus dans la viande,
et particulièrement de Na Cl, étaient digérés et absorbés
normalement. D'après cela, on pouvait croire que l'addition
des sels contenus dans la viande et du Na Cl favorisait ou
accélérait la digestion des aliments.

Il s'agissait de savoir spécialement si les matières albuminoïdes ne seraient pas digestibles sans addition de Na Cl ou
des sels contenus dans la viande, car on savait déjà que les
hydrates de carbone, les graisses et la gélatine pouvaient
être absorbées dans l'intestin en quantités aussi grandes sans
addition qu'avec addition de sel. Il était permis de se demander dès lors pourquoi les matières albuminoïdes ne seraient
pas digestibles dans les mêmes conditions : Avant Forster,
aucune expérience directe n'avait été faite pour élucider ce
point; cependant on peut tirer d'un certain nombre de recherches pratiquées avant Forster, des déductions qui viennent
confirmer l'opinion suivant laquelle les albuminoïdes sont
parfaitement et facilement digestibles sans addition de sel.
Dans une série d'expériences faites par Magendie (1), des
chiens s'étaient habitués à manger chaque jour de 500 à
1000 gr. de matières albuminoïdes passées à l'eau, après en
avoir éprouvé de la répugnance, et Magendie ne dit pas qu'ils
en aient ressenti quelque inconvénient. De même Tiedemann et Gmelin (2) ne mentionnent aucun trouble digestif
chez une oie qu'ils ont nourri pendant cinq jours de matières

(1) Magendie. Rapport fait au nom de la Commission dite de la *Gélatine.*
Acad. des Sc., séance du 2 août 1841. Voir aussi : *Gaz. d. Hôp.*, Paris, 1841,
III, p. 399-407.
(2) Tiedemann et Gmelin. Die Verdauung nach Versuchen. Heidelberg, 1826,
p. 178.

albuminoïdes lavées. Panum (1) et Heiberg (2) ont vu augmenter l'urée avec la quantité d'albuminoïdes sans sel qu'ils
ont donnés. Ces albuminoïdes consistaient en albumines
pures du sang et en gluten lavé. Wundt (3) a pris journellement, pendant cinq jours, 250 gr. de viande, des légumes, et
500 gr. de pain, sans addition de sel, et il ne signale aucun
trouble ; Verson (4) a pu vivre pendant huit jours sans être
incommodé en ingérant chaque jour à peu près 420 gr. de
viande de bœuf, 400 centim. cubes de lait, 180 gr. de riz,
280 gr. de pommes de terre, 200 gr. de graisse et 90 gr. de
pain, sans addition de sel. Kemmerich (5) n'observe, malgré
une faible dose de Na Cl dans l'alimentation pendant dix-sept
jours chez un chien, aucun trouble de quelque nature que ce
soit. Enfin Forster (6) ajoutait pour nourrir des porcs, des
résidus de viande comprimée et épuisée à une alimentation
qui par elle-même était insuffisante et qui, grâce à l'adjonction de ces résidus sans aucune saveur, constituait une mer-
veilleuse nourriture.

Par conséquent nous pouvons conclure que le fait de ne
pas manger un aliment n'indique pas que cet aliment soit
indigeste, mais tout simplement qu'on n'éprouve pas le
désir de le prendre. C'est ainsi que Voit (7) avait des chiens

(1) Panum. Bidrag til Bedòmmelsen of Fòdemidlernes-Naringsverdi (La
valeur nutritive de certaines substances alimentaires). Kiobenhavn, 1866.
(2) P. V. Heiberg. Om Urinstofproduktionen hos Hunde ved Fodring med
Blod og Kiöd tilberedt paa forskjellig Maade. Biblioth. f. Laeger, Kiobenhavn, 1867, XIV, 229-297.
(3) Wundt. *Journ. f. pract. Chem.*, 1853, LIX, p. 354.
(4) E. Klein et E. Verson. Sitzungsbericht der Wiener Acad. Math.
phys., Cl. IV, 1867, p. 627.
(5) Kemmerich. *Loc. cit.*
(6) Forster. *Loc. cit.*
(7) Voit. Sitz. Ber. d. k. Akad. d. Wissensch., München, Dezember-Heft,
1869, T. II, p. 17.

qui ne voulaient absolument pas prendre de pain, et cela avec obstination, et d'autres qui ne voulaient pas prendre de viande crue, mais de la viande cuite. Nous comprenons aussi pourquoi les chiens nourris par Kemmerich de ces résidus de viande insipides, dépérissaient : c'était simplement parce qu'ils ne mangeaient point. N'avons-nous pas tous les jours la preuve de la facile absorption de substances qui pourtant sont répugnantes au goût? Certains médicaments, par exemple, désagréables au goût, sont pourtant parfaitement absorbés.

Mais cette question du goût joue un tel rôle dans l'emploi des aliments, que l'on croit aisément qu'un aliment qui n'a pas de goût n'a par là même aucune valeur. Pour en revenir au sel, il est évident que le goût particulier et très prononcé que nous avons des aliments salés tient simplement à notre habitude de prendre du sel en quantité ; tout ce qui précède montre bien en effet que l'usage immodéré du sel ne répond pas aux véritables besoins de l'organisme. Si l'on fournissait à un organisme, depuis sa naissance, les quantités strictement nécessaires de sel, les aliments qui, dans les conditions ordinaires, paraîtraient fades et mêmes répugnants, seraient parfaitement supportés par cet organisme. Les malades de l'asile de Villejuif, soumises, il est vrai, à une hypo-chloruration relative, puisque la quantité totale de sel qu'elles prenaient était 5 gr., tandis que la quantité minima, stricte-ment nécessaire, n'est que de 2 gr. 50, se sont facilement habituées à cette faible ration saline, et, en pratique, comme nous l'avons dit, on compensera, par un choix dans la variété infinie et le mode de préparation des aliments, les conditions dans lesquelles se trouveront ceux qui seront soumis au ré-gime d'hypochloruration.

Le sel dans l'intestin.

Dans l'intestin, la dissolution de la fibrine par la pancréatine est accélérée par l'addition du Na Cl (Heidenhain), mais Pawlow nous a montré qu'une quantité même modérée de sel retardait l'action du suc pancréatique. Une solution d'albumine, injectée dans le gros intestin, est absorbée et fait augmenter la quantité d'urée éliminée à la condition qu'on y adjoigne du sel marin (Voit et Bauer), mais Panum et Heiberg nous ont montré de leur côté la possibilité de l'absorption des albuminoïdes et de l'augmentation de l'urée, sans addition de sel.

B. LE CHLORE DANS L'ORGANISME

Nous serons plus bref sur le rôle du chlore normalement contenu dans l'organisme; il y pénètre vraisemblablement sous forme de composés albuminoïdes, c'est sous cette forme qu'il s'y trouve. Tous les physiologistes ont reconnu l'utilité de son rôle dans l'économie. Nous verrons que ce rôle s'exerce dans une très large mesure indépendamment du chlore alimentaire qui pourtant est nécessaire, mais en quantité beaucoup plus faible que celle que nous ingérons, pour réparer les pertes de chlore que subit l'organisme, surtout par les urines. La première question qui se pose est celle de savoir quelle est la quantité de Cl contenu dans les tissus et le sang.

Quantité de Cl contenue dans les tissus.

Un grand nombre d'analyses, dont les résultats sont assez variables, ont été faites par divers auteurs (1); nous n'in-

(1) Voir à ce sujet : Th. de K. Rachid. *Etude sur les variations du Chlore dans l'organisme*, Paris, 1900, et A. Chassevant, Art. *Chlore* in *Dic-*

diquerons ici que les plus récentes : chez le fœtus, Hugounenq (1), indique les chiffres suivants de Cl. pour un fœtus à
terme de 2 k. 700 :

> 4,26 pour 100 de cendres.
> 4,10 pour l'organisme total.
> 1,51 par kilog.

Rappelons que l'analyse centésimale des cendres d'animaux
nouveau-nés, faite par Bunge (2), lui avait donné :

> 4,9 chez le lapin.
> 7,3 chez le chien.
> 7,1 chez le chat.

Pour déterminer la quantité de chlore correspondant à
chaque organe frais, des analyses ont été faites, d'après une
méthode très précise, par MM. Ch. Richet et P. Langlois (3),
chez des animaux non tués par hémorragie, chez des chiens,
des moutons et des lapins, enfin, chez l'homme pour le
cerveau. Remarquons d'abord que les chiffres obtenus ne
varient presque pas d'une espèce animale à l'autre, ni des
animaux à l'homme : Dans le tissu cérébral, on trouve par
exemple :

---

lionnaire de Physiol. de Ch. Richet, 1898, T. III, p. 606 et suiv., où la
question du chlore dans l'organisme est très bien exposée et résumée. A. Gautier. Chimie appliquée à la physiol., à la pathol. et à l'hyg., Paris, 1874-75.
Wurtz. Traité de chimie biologique, Paris, 1880-85.

(1) L. Hugounenq. La statique minérale du fœtus humain. *J. de physiol.
et de path. générale*, Paris, 1900, T. II, p. 509-510.

(2) Bunge. *Loc. cit.*, p. 98.

(3) Ch. Richet et J.-P. Langlois. De la proportion des chlorures dans les
tissus de l'organisme. *J. de physiol. et de path. générale*, Paris, 1900, T. II,
p. 742-749.

Chez les lapins : 1,974 pour 1000.
Chez les moutons : 1,960   —
Chez les chiens : 2,119   —
Chez les hommes : 1,980   —

On voit en résumé que la proportion de Cl dans le tissu cérébral est très voisin de 2 gr. pour 1000.

Voici les chiffres moyens pour d'autres organes :

Foie : 1,982 pour 1000.
Rein : 2,714   —
Muscles : 1,549   —

Ces chiffres diffèrent dans des proportions assez notables de ceux que donnent d'autres auteurs, et notamment Geo-gehagen (1) et Nencki et Schoumoff-Simanovski (2) qui indiquent des chiffres bien plus faibles. Pour le cerveau par exemple, le premier donne 0,85 pour 1000, le second 1 pour 1000.

Cela doit tenir sans doute aux différences entre les méthodes employées, mais cela tient aussi à une autre cause sur laquelle insistent MM. Richet et Langlois. Cette cause, c'est l'hémorragie qui détermine, chez les animaux que l'on sacrifie, un abaissement du taux chloré. Or, quoique Geoge-hagen et Nencki ne disent pas de quelle manière leurs ani-maux ont été tués, il est probable que c'est par hémorragie, d'où les chiffres trop faibles de Cl. qu'ils ont obtenus.

(1) Geogehagen. Art. *Cerveau*, in *Dictionnaire de physiol.* de Ch. Richet. T. III, p. 41.
(2) Nencki et Schoumoff-Simanovski. Le chlore et les halogènes dans l'or-ganisme vivant. *Arch. des Sc. biol. de St-Pétersb.*, 1894, T. III, p. 191.

Influence de l'hémorragie sur la teneur des tissus en Cl.

Voici en effet les chiffres comparatifs de Cl. chez les chiens hémorragiés et non hémorragiés :

	Cerveau	Rein	Foie	Muscles [1]
Pas d'hémorragie......	2.119	2.714	1.982	1.549
Hémorragie	1.512	2.536	1.331	0.863

Ce qui donne une différence en moins pour les tissus d'animaux hémorragiés :

	Asolue.	Céntésimale.
Cerveau.........	0.607	28
Rein...........	0.178	6
Foie	0.651	32
Muscles........	0.686	44

[1] Pour le poumon, nous possédons quelques dosages faits chez l'homme par Paul v. Terray (Ueber die Veränderung des Chlorstoffwechsels bei acuten febrilen Erkrankungen, *Zeitschr. f. klin. Med.*, 1894, T. XXVI, p. 353). Il s'agit de poumons frais normaux débarrassés de leur sang ; les conditions de dosage sont donc comparables à celles de MM. Richet et Langlois pour d'autres organes chez des chiens hémorragiés ; l'auteur trouve comme chiffres moyens 4 gr. Na Cl = 2 gr. 4 Cl. pour 1000.

On voit en somme que les chiffres du Cl. ne varient pas beaucoup dans les différents organes. Si l'on prend comme chiffre moyen 2 pour 1000 de Cl. contenu dans les tissus non débarrassés de leur sang, on trouve, en appliquant ce chiffre à l'homme adulte de 60 kilog., 120 gr. de Cl. formant du Na Cl. et du K Cl. Hugounenq trouvant pour le fœtus à terme de 2 kil. 700, 1 gr. 51 de Cl. par kilog., le chiffre de 2 °/₀₀ que nous admettons ne doit pas être très loin de la réalité, surtout lorsqu'on sait que l'organisme du fœtus contient relativement à son poids, plus d'eau que celui de l'adulte.

Beaunis (*Traité de Physiologie*, p. 36) parle de 200 gr. de Na Cl. dans l'organisme, correspondant à 120 gr. de Cl., chiffre que nous indiquons plus haut, mais les 120 gr. de Cl. doivent fournir également du K Cl., en sorte que ce chiffre de 200 gr. de Na Cl. est, pour nous, exagéré.

Grandeau (*L'alimentation de l'homme et des animaux*, 1893, T. I, p. 360), donne les chiffres suivants empruntés à un travail de Lawes et Gilbert cité par lui. Il s'agit de la quantité de chlore par kilog. d'animal entier :

Veau, 0,625. — Bœuf demi-gras, 0.552. — Bœuf gras, 0,532. — Agneau gras, 0.533, — Mouton maigre, 0.722. — Vieux mouton gras, 0.505. — Mouton gras, 0.437. — Mouton très gras, 0.657. — Porc maigre, 0.570. — Porc gras, 0,432.

Si l'on prend la moyenne, on trouve 0 gr. 55 de Cl. par kilog., chiffre bien trop faible.

Cette différence considérable de chlore dans les tissus d'animaux hémorragiés et d'animaux non hémorragiés ne tient pas uniquement, comme on pourrait le croire, à une moindre quantité de sang. Les analyses montrent en effet que la quantité de sang des tissus n'est pas assez forte pour que sa disparition abaisse dans de pareilles proportions le chiffre du chlore. Nous verrons à quelle cause cela est encore dû.

Si nous passons au sang lui-même, nous verrons qu'ici les écarts entre les chiffres indiqués par les divers auteurs sont peu importants, ce qui n'a rien d'étonnant ; la cause d'erreur due à l'hémorragie, que nous avons constatée en ce qui concerne les tissus, n'existant pas ici. Schématiquement, on peut dire que la proportion moyenne du Cl. dans le sang est très voisine de 3 gr. par litre. Pour le sang, comme pour les organes, les chiffres ne varient presque pas d'une espèce animale à l'autre et des animaux à l'homme.

Cependant la teneur du sang en Cl. varie suivant qu'on analyse les premières ou les dernières parties du sang qui s'écoule chez un animal auquel on pratique la saignée, et, chose curieuse, on trouve que le plus souvent, les dernières parties sont plus riches en Cl. que les premières ; mais l'excès de Cl. est extrêmement faible, 0,07 pour 1,000 en moyenne. Ce chiffre peut être rendu beaucoup plus fort si, au lieu de faire la prise de sang en une seule fois, on la fait en deux fois en espaçant les deux prises.

Voilà des faits très intéressants ; comment les interpréter ? On voit d'un côté que, par le fait de l'hémorragie, la teneur en Cl. des tissus diminue ; d'un autre côté celle du sang augmente ; il est naturel de penser qu'il y a une spoliation du Cl. des tissus en faveur du sang. Sous l'influence de la saignée, le sang s'appauvrit en globules (1), mais son volume total ne varie pas ; dès le début de la saignée en effet, il se fait un apport de plasma venant des tissus, de la lymphe interstitielle, qui tend à combler le vide et à faire remonter la pression à son chiffre normal. Par conséquent, d'une part, perte du sang en globules ; d'autre part, augmentation relative du sérum plus riche en chlore que les globules ; de là, excès de chlore dans le sang. Les chiffres suivants indiquent les quantités respectives de Cl. dans le sérum et dans les globules :

	Sang total.	Sérum.	Globules.
Langlois-Richet....	3.224	4.092	
Botazzi..........	2.910	4.080	1.355

Les dosages du sérum indiquent par contre que la quantité de Cl. par litre ne change pas.

Percy Dawson (2) saigne un chien, et, lui enlevant 4,4 0/0 de son poids, il constate que le nombre des globules est tombé de 6 millions à 2 millions 1/2, mais que le point de congélation est resté identique. Or, on sait l'analogie qu'il y a entre ces deux termes : point de congélation et teneur en chlorures.

Rôle principal du NaCl dans l'organisme.

Donc, si la teneur du sang en chlore tend à s'abaisser pendant l'hémorragie, l'organisme, pour maintenir l'isotonie de

(1) Voir *Thèse* de K. Rachid, p. 24 et suivantes.
(2) Percy Dawson. Venous hæmorrage and intravenous infusion in dogs. *American J. of physiol.*, T. IV, p. 12.

ses humeurs fait passer du chlorure dans le plasma. Ce fait met en relief une des propriétés physiologiques du chlorure qui consiste précisément à assurer l'équilibre moléculaire des plasmas organiques. C'est ce qui fait dire à Winter (1) que les chlorures sont des éléments de compensation par excellence. Le Na Cl accélère le passage de cellule à cellule. Il active les phénomènes de diffusion intra-organique, les phénomènes d'absorption, d'assimilation et de désassimilation des albuminoïdes. Tel est son rôle principal.

On peut dire, en réalité, que les particules vivantes baignent dans l'eau salée. C'est une eau chargée de Na Cl qui lessive continuellement les tissus, et s'échappe en entraînant les déchets qui doivent être rejetés au dehors, mais nous verrons qu'il reste toutefois une quantité suffisante et constante de sel dans l'organisme pour assurer ses besoins ; c'est, pour ainsi dire, le trop plein qui est déversé et rejeté au dehors.

Le sel est-il indispensable à l'organisme ?

Mais d'abord le Cl. est-il indispensable à l'organisme ? Lambling (2) rappelle que les végétaux inférieurs, tels que l'Aspergillus niger, vivent très bien en l'absence de Cl. et il se demande précisément si la présence constante des chlorures dans l'organisme ne serait pas due uniquement à la solubilité et à la diffusibilité de ces sels d'ailleurs si abondamment représentés dans la nature. Cependant Beyer, Leydhecker, Nobbe, Siegert et Wagner, Aschoff ont constaté que le Cl.

(1) J. Winter. Du rôle des chlorures et des plasmas dans l'organisme. Compt. rend. *Soc. de biol.*, Paris, 1896, T. III, 692-695.
(2) Lambling. Mutations des matières chez les êtres vivants. In *Encyclop.* de Frémy, Aliments, 1892, T. IX (2º sect., 2º fasc., liv. I et II), p. 48.

est indispensable pour permettre le développement des plantes : Les plantes privées de Cl. restent en arrière, les racines avortent, les bourgeons terminaux se dessèchent.

En ce qui concerne maintenant l'organisme animal, nous devons être frappé de l'ubiquité du Cl. dans cet organisme, et surtout comme nous le verrons, de la fixité absolue dans la teneur en chlorures du sang, de la ténacité avec laquelle il y est retenu chez les animaux soumis à l'inanition chlorée. Il y a lieu de remarquer en outre qu'une partie du Cl. est contenue et fixée dans le protoplasma, et qu'au-dessous d'un certain minimum, les tissus seraient détruits plutôt que de céder leur Cl., ce qui montre bien que celui-ci n'est pas un élément indifférent, mais qu'il paraît être un facteur indispensable à l'existence même des cellules.

Répartition du Na Cl et du K Cl dans l'organisme.

Le chlore se trouve dans l'organisme sous la forme de chlorure de sodium et de chlorure de potassium. Que savons-nous sur le rôle du chlorure de potassiumdans l'organisme? Relativement à leur répartition, nous savons que les sels potassiques sont des sels de résultat, de composition stable, dans un repos relatif, par opposition au Na Cl. qui est essentiellement, dans l'organisme, un sel d'échange, un agent en mouvement. En effet, tandis que la soude domine principalement dans les liquides, la potasse se rencontre surtout dans les éléments organiques, et spécialement dans les plus importants de ces éléments : globules sanguins, fibres musculaires, tissu nerveux, etc. Nous savons également ment que les sels de potassium, quoique en bien moindre quantité que le chlorure de sodium, ne sont pas moins indispensables à l'organisme que celui-ci.

Rôle du Na Cl dans le sang.

Revenons au chlorure de sodium et examinons spécialement son action dans le sang. Cette action est très intéressante et nous verrons qu'elle s'exerce indépendamment de la teneur en chlorure des aliments, pourvu que cette teneur ne s'abaisse pas au-dessous d'un certain minimum. Les principaux effets du Na Cl. sur le liquide sanguin sont les suivants :

1° Il retarde la coagulation du sang et le rend rutilant.

2° Il concourt puissamment aux actes physiques d'endosmose et d'exosmose.

3° Il conserve les globules rouges et en augmente le nombre.

4° Il favorise l'absorption de l'oxygène, l'élimination de l'acide carbonique, la formation et l'élimination de l'urée.

1° Le Na Cl. retarde la coagulation du sang et le rend rutilant.

La première de ces propriétés est bien connue. Hewson [1] avait déjà constaté au siècle dernier qu'un grand nombre de sels de potassium ou de sodium font disparaître ou du moins retarder la coagulation de ce liquide.

Suivant Gubler [2], on peut déposer des cristaux de Na Cl à la surface d'un caillot provenant d'une hémorragie, de ven-

---

(1) Hewson. Experim. inquiry into the properties of the blood. Lond., 1771.
(2) Gubler. *Commentaires thérapeutiques* du Codex medicamentorius, Paris, 1884.

touses ou d'une saignée ; on voit ces cristaux s'entourer ins-
tantanément d'une auréole rutilante et la solution saline qui
se répand autour du solide en fusion forme, sur le cruor
noirâtre, des traînées d'un rouge écarlate se dirigeant vers
les parties déclives.

2° *Le Na Cl concourt aux actes physiques d'endosmose et d'exosmose.*

Dans le sang, le sel exerce, à la manière d'une pompe, une
action aspiratrice sur les liquides existant en dehors du
torrent circulatoire, cette action que nous avons déjà indiquée, est due spécialement aux propriétés endosmotiques du
Na Cl. (1). C'est de cette action que dépend la facile pénétration du liquide digestif dans le torrent sanguin. Ce sont
également ces propriétés osmotiques qui expliquent la teneur
presque invariable du sang en chlorure. Si les liquides du
tube digestif sont très riches en sels, la pénétration de la
solution saline dans le sang sera très restreinte. Si au contraire une grande quantité d'eau privée de sels pénètre dans
le sang, qu'arrivera-t-il ? La pression sanguine accrue don-
nera lieu à une expulsion plus active de l'eau du sang par les
reins et par les glandes sudoripares.

Le Na Cl s'accumule-t-il dans le sang ?

Nous verrons que les expériences très précises de MM. Richet et Langlois, sur des chiens alimentés avec des quantités
diverses de sel, n'ont pas permis de constater des variations

(1) Voir Müller's *Archiv. f. Anat. u. Physiol.*, 1856, p. 304.

importantes dans la teneur du sang en chlorures. Liebig (1), Lehmann (2) et bien d'autres auteurs avaient déjà émis une opinion analogue à celle que nous soutenons. Toutefois M. A. Gautier (3) dit que, pris en quantité trop grande, le sel marin s'accumule dans le sang, quoiqu'il soit surabondamment éliminé par les urines. A la suite d'une alimentation très salée et longtemps prolongée, Plouviez et Poggiale ont vu le sel marin augmenter dans le sang de près de moitié. Mais peut-être la contradiction est-elle plutôt apparente que réelle. En effet il est possible que, pris à petites doses successives, le sel soit absorbé jusqu'à atteindre dans le sang une certaine proportion supérieure à la proportion normale, et cela temporairement, car bientôt le sel en excès sera éliminé. Il faudra peut-être tenir compte, dans les expériences faites à ce sujet, soit du mode d'administration du sel, soit du temps qui s'est écoulé entre son ingestion et l'analyse.

Récemment MM. L. Garnier et M. Lambert (4) ont constaté une augmentation du taux du sang en Na Cl sous l'influence d'injections intra-veineuses d'eau salée. Mais ils n'ont pas examiné le sang après la diurèse. L'excès de Na Cl qu'ils ont constaté se serait-il maintenu ? Il y a, comme nous l'indiquerons, deux moments dans la journée où la quantité de chlorures éliminée est maxima. Peut-être à cette excrétion plus abondante correspond-t-il une quantité moindre de sel dans les tissus. Il faudra tenir compte de tous ces faits.

<hr>

(1) Voir Liebig. Nouvelles Lettres sur la Chimie, et Longet, *Traité de Physiol.*, t. I, p. 89.
(2) Lehmann. *Loc. cit.*, p. 41.
(3) A. Gautier. *Chimie physiol.*, t. I, p. 531.
(4) L. Garnier et M. Lambert. Action du Na Cl. sur l'activité cellulaire, *Arch. de physiol. norm. et path.*, Paris, 1898, t. X, 5ᵐᵉ série, p. 433.

3º *Le Na Cl conserve les globules rouges.*

Enfin le chlorure de sodium conserve les globules sanguins, aussi l'emploie-t-on journellement pour l'analyse
microscopique du sang. Cette action conservatrice entraîne
l'accroissement du nombre des hématies ; en effet si celles-ci
se détruisent moins vite, le nombre de celles qui se forment
restant le même, il arrivera un moment où le nombre total
sera augmenté. Ce résultat a été signalé par Plouviez et Poggiale (1). Le premier de ces expérimentateurs ayant ajouté
pendant deux mois à ses aliments 10 gr. de sel de plus par
jour qu'à l'ordinaire, Poggiale trouva, par l'analyse du sang
de Plouviez, que le nombre des globules avait augmenté,
tandis que l'albumine et l'eau avaient diminué. Rabuteau (2)
montre à ce sujet, que cette augmentation ne doit pas être
attribuée à une action hématogène ou génératrice des globules, comme l'est celle du fer, mais elle dépend de l'action
conservatrice exercée par Na Cl. *In vitro*, le sel marin en
solution à 0,73 0/0 conserve les globules sanguins (Kronecker) (3) ; il en est de même d'une solution à 0,50 0/0 additionnée de 1 0/0 de sulfate de soude (Hayem). L'urine, qui
est un milieu salin, conserve assez longtemps les globules
sanguins.

4º *Le Na Cl favorise l'absorption de l'oxygène, l'élimination*
de l'acide carbonique.

On sait que lorsque la quantité de Na Cl devient insuffisante dans le sang, l'hémoglobine tend à s'extravaser du glo-

(1) Poggiale. Comptes rendu de l'Acad. d. Sc., Paris, 1847, t. XXV,
p. 113.
(2) Rabuteau. *Eléments de Thérap. et de Pharmacol.*, Paris, 1875, p. 96.
(3) Kronecker et Zander. *Berliner klin. Wochenschr.*, 1879 (29 déc.),
p. 768, et *Correspondenzbl. f. Schweizer Aerzte*, 1886.

bule dans le plasma, la fibrine qu'on peut extraire de ce liquide diminue, et le sang fixe moins facilement l'oxygène.

Enfin on attribue au sel une action sur l'élimination de l'acide carbonique par l'intermédiaire du phosphate de soude. Le sel, en présence du phosphate de potasse de l'économie et de l'alimentation végétale, donne lieu à du phosphate de soude qui favorise l'absorption de l'acide carbonique par le sang veineux, et, consécutivement, son élimination de l'organisme. Le phosphate de soude représentant un des éléments minéraux les plus importants des globules, on comprend que sa présence soit utile à leur conservation.

C'est ainsi que se trouvent favorisées l'élimination de l'acide carbonique et l'absorption de l'oxygène, la facile élimination de l'acide carbonique ne pouvant que favoriser la fixation de l'oxygène.

Action du sel sur la sécrétion du lait.

Quant à l'action du sel sur la formation et l'excrétion de l'urée, de même que sur l'élimination de l'urine, nous l'examinerons plus loin. Nous ne voulons dire qu'un mot ici de l'action sur la sécrétion du lait. Certains auteurs pensent que le sel augmente la sécrétion lactée, de là l'usage de faire prendre du sel aux vaches laitières ; de là également cette coutume d'engager les nourrices à saler fortement leur nourriture. Boussingault n'a pas remarqué cette action. On peut se demander si l'augmentation de la production du lait ne serait pas due à une absorption plus considérable consécutive à l'ingestion du sel, et il reste à savoir si le lait, dans ces conditions, ne perd pas en qualité ce qu'il gagne en quantité.

Le sel marin a en outre l'avantage de maintenir en dissolu·

tion certains principes organiques, surtout albuminoïdes, dans les humeurs.

Action du sel sur la formation de H Cl du suc gastrique.

Enfin c'est aux dépens du Na Cl que se forme l'acide chlorhydrique du suc gastrique ; aussi, après privation prolongée du Na Cl, ce suc ne renferme-t-il plus d'H Cl (A. Cahn) (1). La question intéressante pour nous était de connaître l'influence de l'alimentation chlorurée sur la production de cet acide chlorhydrique. Les expériences qui ont été faites à ce sujet montrent qu'on ne pourrait augmenter à volonté la sécrétion chlorhydrique par l'ingestion de sel.

Rabuteau (2) a trouvé que le suc gastrique recueilli par la fistule de l'estomac chez un chien, est plus acide lorsque les aliments sont plus salés. Herzen (4) et son élève Leresche (5) ont vu au contraire diminuer la sécrétion chlorhydrique sous cette influence chez un sujet gastrostomisé. Leresche par exemple a donné pendant trois jours des aliments et du bouillon additionnés d'eau contenant 5, 10 et 20 gr. de sel ; puis, pendant trois jours, pas de sel et pas de bouillon, puis, les quatre jours suivants, du sel en progression croissante jusqu'à 30 gr. avec du bouillon, enfin les trois dernières expé-

(1) A Cahn. Die Magenverdauung im Chlorhunger. *Zeitschr. f. physiol. Chem.*, 1886, Bd. 10, p. 522-535.

(2) A. Rabuteau. *Loc. cit.* p., 99.

(3) M. le Prof. Dastre et A. Frouin semblent admettre le même fait (voir A. Frouin. Des causes de la résistance de l'estomac à l'auto-digestion. C. R. Soc. Biol., 1900, vol. LII, p. 749). Mais il faut attendre les résultats de leurs recherches à ce sujet pour pouvoir se prononcer.

(4) Herzen. Altes und Neues über Pepsinbildung, Magenverdauung und Krankenkost, 1885, p. 35.

(5) W. Leresche. Influence du sel de cuisine sur l'acidité du suc gastrique. *Rev. méd. de la Suisse romande*, 1884, IV, 591-595.

riences furent faites avec du bouillon sans sel. Il a trouvé que dans tous les cas, sans exception, où l'on ajoutait du sel au repas, l'acidité diminuait. Cette diminution était d'autant plus considérable et durait d'autant plus longtemps que la quantité de sel était plus forte.

D'après l'auteur, les doses faibles de sel auraient une influence bien plus modérée, mais le résultat produit serait le même. On pourrait peut-être croire que si le sel ne favorise pas la production d'H Cl. pendant le séjour dans l'estomac il le fait une fois qu'il est dans le sang ; mais l'expérience de l'auteur montre que cinq heures après le repas, alors que le sel était absorbé, il y a une acidité moindre dans l'estomac les jours où le sel a été administré que les jours sans sel.

Dans quelques cas, l'auteur a observé une irritation des glandes muqueuses de l'estomac et une hypersécrétion de mucus neutralisant complètement l'acidité de son contenu.

On peut rapprocher de cette expérience celles de Reichmann que nous avons déjà signalées : Cet auteur fait des recherches chez des sujets sains et chez des sujets dyspeptiques auxquels il donne des solutions salines de concentrations diverses, depuis 1 0/0 jusqu'à 10 0/0 et il retire les produits de la digestion à l'aide de la sonde stomacale. Il conclut que le sel exerce, dans tous les cas, aussi bien dans l'estomac sain que dans l'estomac malade, une action retardante considérable sur l'activité sécrétoire, De plus l'acidité décroît à mesure que la concentration de la solution saline augmente, de telle sorte que, sous l'influence d'une solution de 5 à 10 0/0, le contenu stomacal peut perdre sa réaction acide et devenir neutre. Il se fait alors une hypersécrétion des glandes muqueuses venant neutraliser l'acide.

M. Girard (1), de Genève, dont nous avons également cité l'expérience, fait aussi des recherches chez un chien porteur d'une fistule gastrique, et il trouve qu'avec de faibles doses de Na Cl, soit 3 gr., la quantité d'HCl n'augmente pas, mais ne diminue pas non plus, tandis que des doses fortes déterminent une hypersécrétion muqueuse déjà constatée par les auteurs précédents.

Enfin Wolf (2) a trouvé lui-même que le sel de cuisine, de même que le sulfate de soude, le borate de soude, diminuait l'acidité du suc gastrique.

Élimination du Na Cl.

Un dernier mot au sujet de l'élimination du Cl. Cette élimination se fait surtout par les urines. Prenant en effet les chiffres relatifs à cette élimination, nous trouvons, d'après Salkowski et Leube (3), une quantité moyenne, par 24 heures, de 7 gr. dans l'urine ; dans les matières fécales, d'après Porter (4), des traces négligeables, 2 °/₀ dans les cendres ; et, dans la sueur, 2 gr. par litre, soit, pour 750 gr. de sueur, une élimination de 1 gr. 5, soit sensiblement 8 gr. 5 de Cl. au total pour l'élimination quotidienne. Pour couvrir cette quantité, M. Richet (5) indique la quantité suivante de Cl. alimentaire :

(1) M. Girard. Contribution à l'étude de l'influence des chlorures sur la composition du suc gastrique. *Arch. de phys. norm. et path.*, Paris, 1889, XXI, p. 595-599.
(2) Wolf. Einwirkung verschiedener Genüssen und Arzneimittel auf den menschlichen Magensaft. *Arch. f. klin. Med.*, vol. XVI, p. 22.
(3) Salkowski et Leube. *Die Lehre von Harn*, 1882, p. 173.
(4) Porter. Art. Excréments, in *Dict. de Wurtz*, p. 349.
(5) Richet et Lapicque, *loc. cit.*, p. 317.

Cl. du sel ajouté au pain   1,35

—   aux aliments...   6,60

— des aliments naturels.......   0,63

8 gr. 58

Le chiffre de Salkowski et Leube pour l'excrétion quotidienne de Cl. dans les conditions normales (7 gr. de Cl. $=$ 12 gr. Na Cl) ne diffère pas beaucoup de celui qu'indiquent d'autres auteurs. Ainsi Bischoff [1], dosant sa propre urine, avait trouvé des quantités variant entre 8 gr. 64 et 24 gr. 84 et il donne comme moyenne 14 g. 73 de Na Cl; d'après M. A. Gautier [2], la moyenne du Na Cl de l'urine oscille autour de 12 gr. 5, mais à l'état normal, on observe des variations allant de 6 gr. à 23 gr. Enfin d'après E. Stadelman [3], la quantité quotidienne moyenne de Cl. urinaire, basée sur toute une série d'analyses, est de 9 gr. 8 $=$ 16 gr. Na Cl. On peut donc admettre une quantité moyenne de Na Cl variant normalement entre 11 et 15 gr. par 24 heures chez l'adulte [4]: c'est le chiffre qu'acceptent Neubauer et Vogel [5]. Cette élimination varie surtout suivant le mode d'alimentation, à tel point que dans certains cas, elle peut atteindre 55 gr. par jour [6]. Il est évident, même en laissant

[1] Bischoff. Der Harnstoff, 1853, p. 23.

[2] A. Gautier. Art. Urines, in *Diction. de Wurtz*, 1878.

[3] E. Stadelmann. *Arch. f. exper. path.*, Vol. XXVII, p. 433, 1885.

[4] Pour les analyses de Cl. dans les urines chez les animaux domestiques, voir : Tereg, in W. Ellenberger Vergleichende Physiol. der Haussäugethiere, 1890, I, p. 380, et Richet et Lapicque, *loc. cit.*, p. 320.

Pour l'urine du chien, voir : C. Gaehtgens. *Zeitschr. f. Physiol.*, 1880, t. IV, p. 36.

Pour l'urine du cheval à l'état de repos et de travail, voir Fred. Smith. *Proc. of the roy. Soc.*, t. XLVI, p. 328, et Jahresb. f. Thierh., 1890, p. 190.

[5] Neubauer et Vogel. *Analyse des Harns*. Wiesbaden, 1898, p. 10.

[6] Vogel, cité par Salkowski et Leube., *loc. cit.*

de côté toute influence pathologique que, suivant qu'on ingérera plus ou moins tels ou tels sels, ces sels apparaîtront dans l'urine en plus ou moins grande quantité. Nous verrons surtout qu'avec une alimentation peu riche en chlorures, les chiffres précédemment cités peuvent devenir extrêmement faibles, en sorte qu'il ne faudrait pas considérer cette excrétion abondante de Na Cl. comme la mesure de nos besoins, comme nécessitant une ingestion chlorurée considérable, mais comme la conséquence de cette ingestion. De même on ne saurait calculer le besoin d'albuminoïdes de l'organisme, dans les conditions normales, d'après la quantité d'azote urinaire chez des sujets alimentés avec un excès d'albuminoïdes. Le problème se pose, comme nous l'indiquerons, d'une autre façon.

Rapport entre l'ingestion et l'excrétion de Na Cl.

Cependant, nous pouvons indiquer dès maintenant quel est, dans les conditions ordinaires, le rapport entre les quantités de sel absorbées et les quantités excrétées. Chez l'homme normal, les différences entre les quantités absorbées et les quantités excrétées n'existent que lorsqu'on passe d'une alimentation riche en chlorure à une alimentation pauvre en chlorure, ou inversement. Dans le premier cas, la quantité de de chlorure excrétée est plus forte que celle qui est ingérée jusqu'au moment où s'établit l'équilibre, c'est-à-dire l'égalité de poids entre la quantité ingérée et la quantité excrétée. Dans le second cas au contraire, la quantité excrétée est plus faible que la quantité ingérée jusqu'à établissement de l'équilibre.

Prenons deux exemples montrant les rapports entre l'excrétion et l'ingestion. Le 1er est dû à Röhmann (1). Cet expérimentateur prend une alimentation identique pendant une période de 8 jours. Il ajoute chaque jour la même quantité, 5 gr., de sel à ses aliments. Le 5me jour (l'organisme étant en équilibre), il prend 5 gr. de sel de plus qu'à l'ordinaire. Voici ce qu'il constate :

		URINES	
	Vol.	Densité.	Na Cl.
1er jour	1275	1020	10,582
2me —	1375	1018	8,937
3me —	1480	1018	8,880
4me —	1305	1019	8,820
5me —	1395	1022,5	12,415
6me —	1325	1020	9,407
7me —	1430	1019,5	10,153
8me —	1270	1019,5	7,239

On voit que l'excrétion est plus abondante le jour de l'ingestion supplémentaire ; le lendemain, l'équilibre est déjà rétabli. De plus la quantité de sel excrétée est supérieure à la quantité ingérée 10 gr.,

Autre exemple dû à Kaupp (2). Cet auteur a dosé le Na Cl dans ses urines pendant trois mois, en sept périodes. A chacune de ces périodes, il a pris une quantité différente de sel comprenant à la fois celui que contenaient ses aliments et celui qu'il ajoutait. Mais pendant toute la durée de l'expérience, il prit, autant que possible, une nourriture identique et conserva les mêmes habitudes physiques. Voici les résultats qu'il a obtenus :

(1) Röhmann. *Zeitschr. f. klin. Med.*, 1879, t. I, p. 513.
(2) Kaupp. *Arch. f. physiol. Heilk*, Stuttg., 1885, t. XIV, p. 385.

			Ingestion				Excrétion (chiffres moyens)	
1re période (12 jours) :	33 gr.	6	Na Cl			27 gr.	302
2e — — :	28	7	—			24	059
3e — (15 jours) :	19	0	—			17	045
4e — (12 jours) :	14	2	—			13	573
5e — — :	9	3	—			10	083
6e — — :	1	5	—			3	773
7e — — :	23	9	—			17	633

On voit donc d'abord que les quantités de sel excrétées sont parallèles aux quantités ingérées. Mais nous retiendrons encore ces deux faits : si l'on passe d'une alimentation pauvre en chlorure à une alimentation riche en Na Cl (de la 6e à la 7e période), la quantité de Na Cl excrétée s'élève brusquement du jour au lendemain. En effet, au dernier jour de la 6e période, Kaupp avait noté 3 gr. 411, et au premier jour de la 7e période, 13 gr. 200. Si, inversement, on passe d'une alimentation riche en chlorure à une alimentation pauvre (de la 5e à la 6e période), la quantité de Na Cl excrétée s'abaisse brusquement, mais la diminution est proportionnellement moins forte que l'augmentation dans le cas précédent. A la fin de la 5e période, il y avait dans les urines 11 gr. 694, tandis qu'au commencement de la 6e période, il n'y a que 8 gr. 015, c'est-à-dire une diminution de 3 gr. seulement.

Pour les autres périodes, on constatait une diminution de 2 gr. en moyenne entre la quantité excrétée à la fin d'une période et celle excrétée au commencement de la période suivante.

La proportion de Cl dans l'urine augmente promptement lorsqu'on vient à boire de grandes quantités d'eau, mais après, elle diminue rapidement. Après l'usage de la bière, la quantité de Cl excrétée diminue sensiblement.

On trouve en général dans les urines une quantité de Cl supérieure à celle qui saturerait la soude. Il est donc probable qu'elles renferment également du chlorure de potassium (A. Gautier).

Variations de l'élimination du Na Cl suivant les heures du jour.

L'élimination du Na Cl par les reins offre quelques variations suivant les heures du jour. En effet, en dosant la quantité de sel, éliminée d'heure en heure, on reconnaît que cette quantité présente deux maximums, l'un dans l'après-midi et l'autre dans la matinée, et un minimum environ de moitié plus faible pendant la nuit. Ce minimum nocturne est d'autant plus remarquable que le repas du soir introduit dans l'organisme une nouvelle quantité de sel. La quantité d'urine sécrétée pendant la nuit présentant elle-même un minimum, il faut en conclure que le sommeil, qui diminue l'activité musculaire et cérébrale, diminue aussi l'activité des fonctions du rein. Le travail du corps et d'esprit augmente pour quelques heures l'énergie des fonctions rénales et la sécrétion de Na Cl. Les personnes qui travaillent la nuit sécrètent pendant ce temps beaucoup d'urine.

L'élimination du chlorure par le rein entraîne toujours une certaine quantité d'eau, ce qui assure la diurèse et l'équilibre hydraulique de l'organisme ; elle entraîne également les produits azotés de la désassimilation. Ceux-ci, en effet, ne sont pas éliminés simplement en solution aqueuse ; il est nécessaire qu'une certaine quantité de chlorures participe à la diffusion. Le fait que les diurétiques ont pour effet d'augmenter l'élimination du chlore en est une preuve.

Elimination du Na Cl dans les états pathologiques.

Quelle est enfin l'élimination des chlorures dans les états pathologiques (1). On sait qu'au cours des maladies fébriles aiguës, cette élimination peut devenir extrêmement faible, tandis que les chlorures se trouvent en abondance dans les exsudats inflammatoires. C'est Redtenbacher (2) le premier qui a constaté que l'excrétion des chlorures était fortement diminuée dans la pneumonie et que ceux-ci pouvaient même disparaître complètement de l'urine. Il avait considéré ce fait comme pathognomonique de la pneumonie et l'avait rattaché à la formation de l'exsudat. D'autres auteurs après lui, Jul. Vogel (3), Unruh (4) notamment, ont constaté la même diminution dans d'autres maladies fébriles aiguës, mais sans en expliquer la cause réelle. On pensait qu'elle était due à une moindre ingestion de chlorures au cours de ces affections;

(1) Voir à ce sujet, outre les indications bibliographiques qui suivent :
Hegar. Ueber die Ausscheidung der Chlorverbindungen durch den Harn. Diss. Giessen, 1852.

Mollé. Des signes précis du début de la convalescence dans les maladies aiguës. Thèse de Paris, 1870.

Robin. *Essai d'Urologie clinique.* Paris.

G. Vogel. *Manuel de l'analyse des urines.* Edit. française, 1877, p. 467 et suiv..

Klees. Over chlorverminderung in der Urine, etc. *Acad. Proeschrift* (Stokwis), Amsterdam, 1885.

Des analyses de Cl. dans les urines ont été faites par Stadelmann (cité par Neubauer et Vogel. *Analyse des Harns,* Wiesbaden, p. 10) dans l'urine diabétique, par Hopkins (*Guy's Hospit. Reports,* 1853, t. L, p. 372) dans l'anémie pernicieuse.

(2) Redtenbacher. Zeitschr. der k. k. Gesellsch. der Aertzte zu Wien (ou Wiener Zeitschr.), August 1850. p. 373.

(3) Jul. Vogel. *Manuel de l'analyse des urines.* Edit. française de 1877, p. 467 et suivantes.

(4) Unruh. Voir W. Brattler. *Ein Beitrag zur Biologie.* München, 1858, ou Moos, Henle und Pfeufer's Zeitschr., N. F., t. VII, p. 3, ou *Virchow' Archiv.* (Ueber die Stickstoffausscheidung bei fieberhaften Krankheiten, 1869, T. XLVIII, p. 227-295).

mais cela ne suffisait pas pour expliquer la disparition totale de sel dans les urines, que l'on observait quelquefois. Il fallait donc faire intervenir d'autres causes.

L. Traube (1) avait admis que les chlorures pris avec l'alimentation n'étaient pas complètement absorbés, d'où leur passage dans les fèces et moindre quantité dans les urines. On pouvait penser encore que les chlorures ingérés étaient absorbés, mais n'étaient pas excrétés par les reins, qu'il y avait, en un mot, rétention (2). Mais, quelle serait la cause de cette rétention? Celle-ci pourrait tenir à un mauvais état fonctionnel du rein, semblable à celui que l'on constate en effet au cours des fièvres pour beaucoup d'autres glandes, glandes salivaires (sécheresse de la bouche et de la gorge), glandes stomacales, intestinales, glandes sudoripares. Enfin il n'est pas rare de voir survenir l'albuminurie au cours des fièvres intenses et une diminution de la quantité d'urine, traduisant une exagération de ce mauvais état fonctionnel et même une altération de l'organe.

Enfin on pouvait penser qu'à côté de ces causes tenant à l'état du rein, il y en avait peut-être d'autres qui étaient liées à un changement dans les échanges intra-organiques pendant la fièvre.

C'est pour vérifier ces différentes interprétations que Röhmann (3) a entrepris une série de recherches chez des malades dont il examinait les fèces et les urines pour voir si les quantités de chlorure excrétées correspondaient aux

(1) L. Traube. Die Symptome der Krankheiten der Respirations und Circulationsapparates, Berl., 1867, p. 114.
(2) Voir Salkowski et Leube. Trattato dell' urina (Edit. ital.), 1886.
(3) Röhmann. Ueber die Ausscheidung der Chloride im Fieber. *Zeitschr. f. Klin. Med.*, 1879, t. I, p. 513-535.

quantités ingérées. Il connaissait les quantités de Na Cl que prenaient les malades par les analyses qu'il faisait de leurs aliments.

Dans la pneumonie, il a trouvé, au moment où existe le maximum de la température, un minimum dans l'excrétion chlorurée; le maximum d'élimination apparaît avec la crise. Mais en outre, par l'analyse des fèces, il a trouvé de très faibles quantités de Na Cl, comme à l'état normal ; par consé· quent la diminution de l'excrétion chlorurée pendant la fièvre n'est pas due à une non-absorption du sel et à une élimination par les fèces. Röhmann a également examiné un cas de typhus exanthematus et un cas de rougeole, et il a pu faire les mêmes constatations. Dans les affections subaiguës, comme le rhumatisme articulaire subaigu, le même phénomène ne s'observe pas, par conséquent, il n'est pas dû non plus à une rétention par l'organisme, puisque dans le rhumatisme on peut observer une élimination totale des chlorures ingérés.

Restait donc l'hypothèse d'une altération dans les échanges intra·organiques. C'est cette dernière hypothèse que Röhmann et plus tard A. Gautier ont confirmée en montrant que la plus grande partie des chlorures retenus se trouve combinée avec les produits de désintégration cellulaire. Les albuminoïdes plus ou moins transformés étant retenus, comme l'urée, au cours de la fièvre, retiennent à leur tour les chlorures avec lesquels ils sont combinés. Forster (1) avait bien montré en effet que les albuminoïdes dans le plasma sont combinés avec une grande partie du Na Cl. Avec une alimentation contenant une quantité connue de sel et riche en albuminoïdes,

(1) Forster. *Loc. cit.*, *Zeitschr. f. Biol.*, t. IX, p. 297.

Forster avait trouvé d'autant moins de sel dans les urines
que les animaux prenaient plus d'albuminoïdes.Ces faits con-
firment l'opinion de MM. Röhmann et A. Gautier et montrent
en même temps que la production d'un exsudat inflammatoire n'est pas la seule cause, comme on l'a cru tout d'abord,
de la moindre élimination chlorurée dans les affections
fébriles aiguës.

Terray (1) a fait les mêmes constatations que Röhmann en
ce qui concerne la pneumonie et la fièvre typhoïde. Mais il
n'a pas la même opinion sur la cause de la diminution de
l'excrétion chlorurée. D'après lui, en effet, les albuminoïdes
ne restent pas constamment en état de transformation incomplète dans l'économie, mais se transforment bientôt en urée
qui est rapidement éliminée, en sorte que le sel devrait l'être
également, ce qui n'a pas lieu. Recherchant d'abord dans
quelles proportions le poumon splénisé pouvait contenir de
Na Cl, il y trouva trois fois plus de sel que dans le poumon
normal ; mais la quantité de sel qu'il y a dans le poumon
malade ne suffit pas pour expliquer la rétention énorme que
l'on observe (Terray a trouvé 10 gr. 28, au maximum, de Na Cl
dans les analyses de poumons qu'il a faites, tandis que la
rétention de sel a été de 17 gr. 94 pendant quatre jours chez
un malade). Quant aux crachats et à la sueur, leur teneur en
sel ne varie pas ou presque pas pendant l'état fébrile.

Terray admet donc, comme Leyden (2) l'avait montré, que,
pendant la fièvre, l'eau est retenue dans l'organisme, les
tissus deviennent plus riches en eau et par suite attirent et

(1) P. V. Terray. Ueber die Veränderung des Chlorstoffwechsels bei acuten
febrilen Erkrankungen. *Zeitschr. f. Klin. Med.*, 1894, t. XXVI, p. 346-371.
(2) Leyden. *Deutsch. Arch. f. klin. Med.*, 1869 et 1870.

retiennent davantage les chlorures en dissolution. C'est également l'opinion de Laudenheimer aussi bien pour la fièvre que pour le cancer.

D'après Kast, (1) si, dans certains cas, dans les maladies fébriles en général, la diminution de l'élimination du Na Cl dépend de la cause indiquée par Röhmann, dans d'autres cas elle peut dépendre d'une cause différente. Kast donne à des chiens une alimentation pauvre en sel, il les chloroformise, il obtient alors une élimination plus forte de Na Cl, tandis que le poids du corps diminue. L'urine contenait en outre des pigments biliaires, et l'auteur se demande si leur présence n'est pas due à la destruction des globules sanguins. En employant du pirogallol et de la toluilènediamine, il constata que lorsqu'il y a décomposition du sang, il y a augmentation du Cl dans les urines, où on trouve en même temps des pigments et de l'albumine. Kast conclut que l'augmentation du Na Cl, lorsqu'elle existe, provient de l'élimination par les urines des déchets des hématies. Dans les fièvres, il se fait des échanges intra-organiques et le produit de ces échanges doit être la décomposition des hématies. Cette influence, dans certains cas, s'ajoute à celle qu'indique Röhmann, c'est ce qui explique par exemple la diminution des chlorures urinaires lorsqu'il y a un exsudat inflammatoire dans l'économie. Mais dans d'autres cas, cette influence contrebalancerait cette dernière et on comprend, dans les affections où il n'y a pas d'exsudat, qu'il puisse exister une augmentation des chlorures dans les urines le premier processus l'emportant sur l'autre. Après avoir été dimi-

(1) Kast. Ueber Beziehungen der Chlorausscheidung zum Gesammtstoffwechsel. *Zeitschr. f. physiol. Chemie*, Strasb., 1888, t. XII, p. 267-321.

nué pendant la fièvre, le Na Cl des urines augmente pendant la convalescence.

Elimination du Na Cl dans la fièvre intermittente.

En ce qui concerne spécialement la fièvre intermittente,
la question de l'élimination des chlorures n'a pas été moins
discutée. C'est Herz (1) qui, le premier, a montré que, dans
cette affection, le maximum d'élimination du Na Cl coïncide
avec le paroxysme fébrile. C'est là un fait qui semble para-
doxal étant donné que dans les fièvres, l'élimination est
généralement diminuée. Vogel (2) à la suite de nombreuses
recherches, a trouvé que, dans l'accès de fièvre intermittente,
l'élimination chlorurée est augmentée, quelquefois d'une
façon tellement considérable qu'on trouve jusqu'à 4 gr. 12
de Na Cl dans les urines par heure. Parfois au contraire
l'augmentation survient après l'accès, rarement avant. L'augmentation est souvent précédée d'une diminution, mais, dans
tous les cas, la quantité moyenne de chlorure excrétée quotidiennement reste un peu inférieure à la moyenne.

L'augmentation pendant l'accès a été signalée également
par A. Fränkel (3), par Koranyi, par Terray. Par contre
Hovitz et Hammond n'ont pas trouvé de modification et
Uhle et Güssler ont trouvé une diminution pendant l'accès.
Fränkel a étudié l'élimination du sel dans les trois stades,
frisson, chaleur, sueur. Dans le stade de frisson, il a trouvé
une augmentation d'élimination, mais dans les stades sui-

(1) Herz. In Manuale di Patologia de Ziemssen, vol. II, 2ᵉ partie, trad. ital.,
p. 514.
(2) G. Vogel. Manuel de l'analyse de l'urine. Edit. franç., 1877, p. 467.
(3) A. Fränkel. Ueber die Harnstoffausscheidung bei Intermittens. Charité-
Annalen, 1875, t. II, publié en 1877.

vants, il parle d'une diminution. D'après Gee (1), il y a augmentation dans le premier stade, mais, dans les autres stades, l'élimination du Na Cl est parallèle à l'élimination de l'urine et de l'urée, sauf dans le troisième stade (défervescence) où elle n'augmente pas proportionnellement à l'urée.

Mossé (2) a étudié l'élimination du Na Cl dans la convalescence de la fièvre intermittente et spécialement dans la polyurie post-malarique. Il a constaté que cette polyurie, qui survient du troisième au sixième jour après la cessation de la fièvre et qui disparaît rapidement ou progressivement, est accompagnée d'une augmentation de l'excrétion chlorurée quelquefois extrêmement considérable (jusqu'à 65 gramde Na Cl en 24 heures), sans azoturie simultanée.

Enfin G. Rem-Picci et V. Caccini (3) ont fait des recherches très minutieuses sur l'élimination chlorurée chez les paludéens. D'après eux, si on réunit toutes les urines de la période fébrile, on note une augmentation du Na Cl, mais quelquefois on note une diminution. Par exemple sur 37 cas, 22 ont présenté une augmentation, 6 cas ont présenté des urines en volume normal, et 9 cas une diminution de volume. En sorte que nous comprenons maintenant les contradictions des auteurs.

Les quantités diverses de Na Cl excrétées semblent être en rapport direct avec les quantités d'eau différentes éliminées avec les urines, mais ce parallélisme n'existe pas toujours ;

(1) Gee. Saint Bartolomew's Hospital reports, 1872, t. VIII, p. 32.
(2) Mossé. Recherches sur l'excrétion urinaire après les accès de fièvres intermittentes. *Rev. de méd.*, Paris, 1888, t. VIII.
(3) G. Rem-Picci et V. Caccini. Contributo allo studio del ricambio dei cloruri nelle malattie acute febbrili. Ricerce sperimentali sui malarici. Il *Policlinico*, Roma, 1893-4, vol. I-M, p. 564-581.

de plus, lorsque le volume de l'urine et le Na Cl sont augmentés pendant l'accès, le chlorure peut l'être davantage relativement à l'urine, ce qui arrive souvent, de telle sorte que, pendant la période fébrile, le pourcentage du chlorure dans l'urine est plus grand qu'à l'état normal. Ces phénomènes d'excrétion ne dépendent pas de la durée, ni de l'élévation de la fièvre, ni enfin de l'alimentation.

Pendant les premières heures, alors que la température s'élève, il y a une augmentation parallèle de l'excrétion chlorurée qui peut atteindre jusqu'à 6 grammes par heure, et de l'urine ; puis survient une diminution graduelle, laquelle arrive à son maximum à peu près à la fin de la fièvre. Cependant cette diminution n'est pas telle qu'on puisse parler de rétention, comme l'a fait Fränkel. En même temps l'urine diminue de quantité.

Immédiatement après la fièvre, à l'augmentation succède une diminution du Na Cl excrété dont le chiffre tombe audessous de la normale. Cette diminution a lieu pendant vingt-quatre heures ; elle n'est cependant pas constante. Ceci indique bien que l'alimentation n'est pour rien dans les variations pathologiques de l'élimination chlorurée, puisque les malades se mettent à manger immédiatement après l'accès.

Lorsqu'on fait agir la quinine pour couper la fièvre, au lieu d'observer une augmentation du chlorure et de l'urine, on ne l'observe que rarement. Mossé ne l'a pas observée. Rem-Picci et Caccini ne l'ont vue que dans un cas (sur 37).

En somme, il y a, d'une manière générale, augmentation du Na Cl au début de l'accès ; de plus il y a parallélisme entre le volume de l'urine et la quantité des chlorures, comme cela se passe normalement ; toutefois, ainsi qu'on l'a vu, il ne manque pas d'exceptions à cette règle ; enfin les oscillations du Na Cl suivent celles de l'azote urinaire.

La théorie de Röhmann ne s'applique évidemment pas à ces faits, car il devrait y avoir, au lieu d'une augmentation, une diminution du Na Cl pendant l'accès fébrile. Mais Kast, nous l'avons dit, a montré que la destruction des hématies augmentait le Cl. urinaire ; ce fait peut expliquer les résultats observés dans le paludisme où la destruction des globules rouges, suivant Golgi (1), se produit au début des accès sous l'influence du parasite. A cette cause s'en joint d'autres, suivant Rem-Picci et Caccini, notamment l'élévation de la pression sanguine pendant la période de frisson, ce qui détermine une augmentation du volume des urines.

Rarement, il y a élimination exagérée de Na Cl et d'urine après l'accès. Cela tient à une cause encore inconnue qui fait que le sel qui n'a pas été éliminé pendant l'accès, l'est après, ainsi que l'urine.

L'élimination chlorurée est également diminuée au cours des maladies chroniques (cancer, etc.). On observe au contraire une augmentation dans le diabète.

Stadelmann (2) a montré chez les animaux, que la résorption rapide des exsudats fait augmenter la quantité du Na Cl dans l'urine ; cette augmentation existe de même dans l'hépatite interstitielle.

Après inhalation ou ingestion de chloroforme, Zeller (3) et A. Kast (4) ont montré qu'il y avait augmentation du Na Cl

(1) Golgi. *Archivio per le Scienze Mediche*, 1886, t. IX.
(2) Stadelmann. *Arch. f. Klin. Med.*, 1883, t. XXXIII, p. 526.
(3) Zeller. *Zeitschr. f. physiol. Chemie*, 1883, t. VIII, p. 74.
(4) A. Kast. Ueber die Schicksale einiger organischen Chlorverbindungen im Organismus. *Zeitschr. f. physiol. Ch.*, 1887, t. XI, p. 277.

excrété. Par contre le chloral ne modifie pas l'excrétion du chlorure (1). L'éther n'exerce également aucune action.

Nous terminons là l'étude du chlore et des chlorures sans avoir pu en examiner tous les points, la question étant extrèmement vaste. Mais les faits que nous avons signalés nous permettent de conclure que, si le chlore exerce dans l'organisme une action utile, s'il est même indispensable à l'organisme, en revanche la consommation excessive que nous en faisons n'est nullement justifiée ; au point de vue des phénomènes digestifs notamment, cette ingestion considérable ne présente aucun avantage ; il y a avantage au contraire à restreindre cette ingestion dans de très fortes proportions.

(3) A. Kast, *ibid.*, et Neubauer et Vogel. *Loc. cit.*, p. 10.

____

CHAPITRE II

Les effets de l'hypochloruration.

S'il n'y a aucun inconvénient à restreindre dans de fortes proportions la quantité de chlorures que nous ingérons, il reste à voir dans quelles proportions cette réduction peut être faite sans nuire à l'organisme. C'est donc la question de l'hypochloruration et des effets de l'hypochloruration qui se pose maintenant. A cette question s'en rattache naturellement une autre : Quelle est la quantité minima de chlorure de sodium nécessaire à l'organisme ?

Nous avons été nécessairement amené, au sujet du rôle physiologique du chlore, à parler des effets de la diminution de son emploi à divers points de vue. Nous avons montré notamment, grâce à de nombreux exemples, qu'au point de vue des phénomènes digestifs, il n'y avait aucun inconvénient à restreindre la quantité de sel consommée, les quantités fortes que nous prenons habituellement n'étant pas plus favorables à ces phénomènes digestifs que des quantités faibles. Dans un grand nombre d'expériences que nous avons rapportées, des aliments pris sans addition de sel et même privés en grande partie des sels qu'ils contenaient en eux, ont été digérés et absorbés aussi facilement et aussi rapidement que des aliments salés. L'exemple des peuples et des animaux qui mangent des aliments sans addition de sel vient confirmer notre opinion. Nous avons vu également que l'emploi du sel comme condiment, si utile qu'il parût être, conduisait facilement à l'abus, et qu'à l'état ordinaire, si l'on ne considérait que la fatigue rénale imposée par une élimination considérable de sels, il était avantageux de restreindre son ingestion. Il nous suffira de citer ici quelques lignes de Bunge à ce sujet pour indiquer l'intérêt de cette question de l'élimination.

Montrant combien nous abusons du sel à titre de condiment dont nous prenons jusqu'à 20 et 30 gr. par jour : « Nos reins, dit Bunge (1) sont-ils organisés pour éliminer d'aussi grandes quantités de sel ? Ne leur imposons-nous pas une tâche au-dessus de leurs forces et n'avons-nous pas à en redouter les conséquences ? En nous nourrissant de viande et de pain sans addition de sel, nous n'éliminons en 24 heures pas plus de 6 à 8 gr. de sels alcalins, tandis qu'en mangeant des pommes de terre avec une addition de sel appropriée, plus de 100 gr. de sels alcalins sont excrétés par les reins dans le même espace de temps. Cet état de choses ne cache-t-il aucun danger ? L'usage des boissons alcooliques que l'on peut sans cela déjà ranger parmi les causes du brightisme, entraîne avec lui l'abus du sel, ce qui n'a pas lieu de nous étonner, un abus en entraînant toujours un autre. » Et plus loin : « Aucun organe de notre corps, dit-il, n'est traité aussi impitoyablement que les reins. L'estomac sur-

______

(1) Bunge. *Loc. cit.*, p. 120.

mené réagit, mais le rein est obligé de tout subir avec patience. Le surmenage ne devient sensible qu'une fois qu'il est trop tard pour en écarter les conséquences fâcheuses. »

Nous ne reviendrons pas sur ces points que nous avons développés au chapitre précédent. Nous ne nous occuperons ici que de l'hypochloruration au point de vue de ses effets généraux sur l'organisme, et, pour éclaircir la question, nous passerons en revue séparément et successivement : les effets sur la nutrition et sur le fonctionnement normal de l'organisme, puis sur la teneur des tissus et du sang en chlore. Nous aurons toujours en vue comme corollaire à ces questions, celle qui concerne la quantité minima du Na Cl qui nous est nécessaire.

Effets généraux de la suppression des chlorures sur l'organisme.

On a naturellement cherché à savoir d'abord quel serait sur l'organisme l'effet de l'absence totale de sels de sodium, et on est arrivé à quelques résultats positifs, quoique à bien des égards imparfaits. Il faut remarquer que le problème n'est pas facile à résoudre. Il est assez difficile en effet de nourrir un animal tout en le privant absolument de sel, car les aliments minéraux adhèrent avec ténacité aux matières albuminoïdes, si bien qu'on ne peut les en débarrasser complètement. Forster, qui s'est beaucoup occupé de la question de la déminéralisation, est bien arrivé à produire des graisses et des hydrates de carbone exempts de cendres, mais il n'a pas pu extraire des matières albuminoïdes toutes les substances inorganiques. En outre, il est nécessaire de constituer une alimentation sous une forme telle qu'elle ne répugne pas au goût des animaux, même dans des expériences de longue haleine. Il résulte de ce que nous venons de dire que c'est d'une *hypominéralisation* et d'une *hypochloruration* véritables, plutôt que d'une *déminéralisation* ou d'une *achloruration* qu'il s'agit dans les expériences que nous rapporterons. Celles-ci ne nous en intéresseront que davantage, étant donné le point de vue auquel nous nous plaçons.

Expériences de Forster.

Les premières recherches importantes ont été faites par Forster (1), assistant de Voit à Munich, et encore portent-elles sur l'ensemble des matières minérales. Dans une expérience, qui est demeurée classique, Forster a nourri des chiens adultes avec des résidus de viande provenant de la préparation de l'extrait de viande de Liebig et ne contenant plus que 0 gr. 8 de cendres pour 100 gr. de matière sèche. Ces résidus étaient additionnés de graisse, de sucre et d'amidon. Après 26-36 jours, les chiens soumis à ce régime de l'inanition minérale étaient mourants tandis que l'inanition pure et simple ne tue ces animaux qu'au bout de 40 à 60 jours. Des pigeons soumis à un régime analogue se comportèrent de même.

Que pouvons-nous tirer de cette expérience? Elle concerne tous les sels minéraux contenus dans les aliments, mais on ne sait pas ce qui revient au défaut de Na Cl dans les accidents observés par l'auteur. Cette expérience nous apprend seulement qu'un apport constant d'aliments minéraux nous est nécessaire, et que le besoin que nous en avons doit être

---

(1) J. Forster. Versuche über die Bedeutung der Aschebestandtheile in der Nahrung. *Zeitschr. f. Biol.*, 1873, t. IX, p. 297.

minime, attendu que des quantités très faibles de sels sont
éliminées par les urines et par les fèces au cours d'un régime
aussi pauvre que possible en substances minérales.

Expériences de Lunin.

Après Forster, Lunin (1) a fait des recherches visant au
même but et passibles des mêmes remarques. En soumet-
tant des souris à une alimentation artificielle (mélange de
caséine et de beurre ne contenant que 0,05-0,08 de cendres
sur 100 parties de substance séchée, donc 10 fois moins que
dans les déchets de viande de Forster ; à ce mélange on
ajoutait du sucre de canne exempt de cendres, comme représentant du troisième groupe principal d'aliments), cet auteur
a pu conserver les animaux pendant 16-30 jours lorsqu'il
ajoutait à leur ration un peu de carbonate de soude ou de
potasse. Les souris mouraient au contraire au bout de 6 à 21
jours lorsqu'elles recevaient la même alimentation sans addition de carbonate de soude ou de potasse, ou bien lorsqu'on
n'ajoutait à leur pâtée qu'un sel à réaction neutre, comme le
Na Cl ou le KCl. L'addition d'un sel alcalin avait donc manifestement pour effet de prolonger l'existence des animaux.
Pourtant les souris succombaient toujours au bout d'un certain temps ; mais de ce fait on ne saurait tirer de conclusion
certaine dans aucun sens, puisque des souris nourries avec
le même mélange organique additionné de *tous les sels* dont
l'analyse révèle la présence dans le lait, mouraient également
dans l'espace de 20 à 30 jours, tandis qu'avec du lait en nature

(1) Lunin. Ueber die Bedeutung der anorganischen Salze für die Ernährung
des Thieres. *Diss. Dorpat*, 1880. Publié par : *Zeitschr. f. physiol. Chem.*, 1881,
t. V, p. 31.

on réussissait à les conserver en bon état pendant plusieurs mois.

De ces expériences on ne peut donc déduire que cette double règle : Les aliments de l'adulte doivent contenir une certaine quantité, encore mal déterminée, de mineraux. Parmi ces sels doivent figurer probablement tous ceux que l'on trouve dans les cendres du lait, mais nous ne savons encore rien de précis sur le degré d'importance de chacun d'eux.

Autres expériences.

On a essayé aussi de supprimer chez l'homme le sel marin de l'alimentation : En prenant des aliments sans aucune addition de sel, Wundt (1) a vu diminuer, comme cela était à prévoir, le Na Cl rendu par l'urine, mais il n'a observé aucun trouble dû à cette suppression chlorurée. Voici les quantités de chlorure excrétées :

$$1^{er}\ \text{jour} \quad - \quad 7.\ 21$$
$$2^e \quad - \quad - \quad 3.\ 61$$
$$3^e \quad - \quad - \quad 2.\ 44$$
$$4^e \quad - \quad - \quad 1.\ 36$$
$$5^e \quad - \quad - \quad 1.\ 09$$

E. Klein et E. Verson (2) ont pu vivre pendant 8 jours sans être incommodés en n'ingérant, tout compris, qu'une quantité maxima de Na Cl égale à 1 gr. 4. Ils ont constaté, en dosant le Na Cl du sang, que la proportion de sel qui était par litre de sang, de 4 gr. 02 est tombée à 2 gr. 82, pour remonter à 4 gr. 23 après que l'expérience de privation de sel avait pris

<hr>

(1) Wundt. Erdmann's *Journ. f. prakt. Chemie*, 1853, t. LIX, p. 354.
(2) E. Klein et E. Verson. Sitz. Ber. d. k. k. Akad. Math.-phys. zu Wien, 1867, Cl. IV, p. 627.

fin. Nous avons indiqué dans le chapitre précédent la composition du régime suivi par ces auteurs. Remarquons que la diminution du Cl constatée dans le sang est relativement légère, et qu'elle n'a donné lieu à aucun trouble général. Les auteurs, considérant précisément cette absence de troubles, malgré la faible dose de sel ingérée, concluent que le sel ne doit être envisagé que comme un condiment, et non comme un aliment.

Ces expériences nous fournissent déjà des données plus précises, relativement au chlorure de sodium, et nous savons que l'on pourra impunément supprimer toute addition de sel aux aliments qui en contiennent déjà une quantité suffisante, sans occasionner de troubles généraux de l'organisme ; ce qui sera changé ce sera simplement l'élimination chlorurée. Klein et Verson vont même plus loin puisqu'ils prennent une quantité réellement très faible de Cl (1 gr. 4) sans en souffrir ; malheureusement cette expérience n'est pas encore assez longue : « Si l'on voulait faire cette expérience, dit M. le Professeur Richet (1), il faudrait se résigner à la poursuivre pendant plus longtemps avec du riz, du sucre de canne, du beurre, de la viande bouillie et de l'eau distillée à discrétion ; on aurait évidemment une alimentation peu agréable, mais suffisante au point de vue du carbone, de l'hydrogène et de l'azote. Elle serait assez pauvre en sels pour que la masse des matières minérales ne dépasse pas 5 grammes. Encore, en ayant soin de faire bouillir le riz au préalable, pourrait-on abaisser à 3 ou 4 grammes ce taux minimum d'éléments minéraux ».

(1) Richet et Lapicque. *Loc. cit.*, p. 326.

Citons, pour être complet, d'autres expériences relatives aux effets de l'hypochloruration. Celle de Falck (1) qui, ayant pris pendant 3 jours des aliments sans addition de sel, trouva au bout du troisième jour 0 gr. 9 de Cl dans l'urine, c'est-à-dire une diminution dans l'excrétion chlorée analogue à celle observée par Wundt. Il n'éprouva aucune gêne sous l'influence de cette alimentation. De même Kaupp (2) n'a éprouvé aucune gêne d'une alimentation ne contenant que 1 gr. 5 de sel par jour et qu'il a prise pendant 12 jours; il a constaté une diminution lente de la quantité de sel excrétée ; puis l'expérience de Kemmerich qui n'observa, par suite du manque de sel dans l'alimentation pendant 10 jours, aucune espèce de trouble; l'expérience de Schenk (3) qui, ayant nourri un chien pendant 20 jours avec des résidus de viande lavée, a trouvé une diminution rapide du Cl dans l'urine, tandis que la teneur du sang en Cl est restée normale ; l'expérience de Forster, déjà citée au chapitre précédent (page 20), qui a consisté à donner pendant plusieurs semaines des sels de potasse avec des résidus de viande ne contenant presque pas de Na Cl ; la diminution de la teneur en Cl du sang fut minime, c'est l'excrétion chlorée urinaire qui diminua considérablement ; l'expérience de Picard qui, examinant le sang de chiens soumis à des conditions diverses d'alimentation, depuis l'alimentation mixte jusqu'au jeûne, trouve une teneur toujours égale du sang en

---

(1) C. P. Falck. Handbuch der gesammten Arzneimittellehre. Marburg, 1850, vol. I, p. 131.

(2) W. Kaupp. Beiträge zur Physiol. des Harnes. *Arch. f. physiol. Heilk.*, Stuttg., 1855, XIV, p. 401.

(3) Schenk. *Anat.-physiol. Unters.*, Wien, 1872, p. 19.

chlore (1) ; enfin l'expérience de Voit (2) qui, avec un régime
de viande et de graisse sans addition de sel, administré au
chien, a également observé une diminution dans l'excrétion
chlorée urinaire, tandis que les humeurs de ce chien contenaient la quantité normale de soude. Malheureusement,
l'excrétion chlorée varie beaucoup avec le genre d'alimentation et on ne peut se faire, avec des animaux nourris suivant
telle ou telle variété d'aliments, une idée exacte de la quantité de sel qui leur est nécessaire pour réparer les pertes que
leur cause l'élimination du Cl. Contentons-nous de citer
l'expérience suivante de Weiske (3) pour prouver cette
influence de l'alimentation. Il a pris 2 chevreaux, l'un nourri
avec des herbes, et l'autre avec du lait. Voici la teneur en
Cl, comparée dans les deux urines, sur 100 grammes de
cendres :

	Urine du chevreau herbivore.	Urine du chevreau lactivore.
Cl.	13.35	20.67

Excrétion du Na Cl pendant le jeûne.

On a cherché alors à voir quel était le taux des excreta
minéraux dans le cas d'inanition.

Lehmann (4) trouve qu'au cours du jeûne le Na Cl disparaît
rapidement de l'urine ; Bidder et Schmidt (5) trouvent au

(1) Picard. Recherches sur les chlorures du sang. *Gaz. méd.*, Paris., 1880,
IV° Série, t. II, p. 11-12.
(2) C. von Voit. Handbuch der Physiol. de L. Hermann. Leipz., 1881,
t. VI (Physiol. des Gesammt-Stoffwechsels und der Fortpflanzung), p. 363-
364.
(3) Weiske, cité par Tereg, *in* Ellenberger, Vergleich. Physiol. der Haussäugethiere, Berl., 1890, t. I, p. 384.
(4) Lehmann, *Loc. cit.*, vol. III, p. 252.
(5) Bidder et Schmidt. Verdauungssäfte, 1852, p. 312.

cours du jeûne une disparition rapide du Cl urinaire et cependant l'organisme renferme encore suffisamment de Cl. Falck(1) a trouvé dans un cas, chez le chien à jeun, de 0 gr. 221 de sel urinaire le 1er jour jusqu'à 0 gr. 017 le 23e jour, dans un autre cas, de 0 gr. 017 le 1er jour jusqu'à 0 gr. 016 le 60e jour. Chez l'homme à l'état de jeûne, O. Schultzen (2) a trouvé que l'excrétion du sel par l'urine est très faible et arrive même à cesser ; J. Munck (3) a trouvé au 10e jour de l'inanition 1 gr. — 0 gr. 85 de sel dans l'urine ; chez un autre individu, l'excrétion du sel était déjà descendue à 0 gr. 58 au 6e jour de l'inanition ; chez le chien, le même auteur, ayant constaté 0 gr. 16 le 1er jour, a trouvé 0 gr. 03 le 10e jour, ce qui fait en somme le 1/20e environ de la quantité trouvée chez l'homme au bout de la même période. Munck conclut, comme les autres auteurs, qu'à l'état de jeûne, l'organisme tend à conserver sa teneur en Cl. et en soude, c'est l'excrétion chlorée urinaire qui diminue. Enfin Luciani (4) ayant fait de nombreux dosages sur l'urine de Succi qui est resté à jeun pendant 30 jours, a trouvé les chiffres suivants, pour l'élimination du Cl :

(1) Falck. *Beiträge zur Physiol.*, etc., 1875, p. 91.
(2) O. Schultzen. *Arch. f. Anat. u. Physiol.*, 1863, p. 31.
(3) I. Munck Untersuchungen an zwei hungernden Menschen (Aschenbestandtheile). *Berl. Klin. Wochenschr.*, 1887, p. 431, et Virchow's *Archiv*, 1893, vol. 131. Suppl., p. 146.
(4) Luciani. Das Hungern. Edit. allemande, 1890, p. 172. Voir également sur l'influence du jeûne : Fr. Muller. Verh. des VIII *Congresses f. innere Med.*, 1889, p. 396 et *Zeitsch. f. klin. Med.*, vol. XVI. p. 496. — B Mester. Zeitschr. f. klin. Med., t. XXIV, p. 441.

					Chlore
Du	4e au	8e jour,	moyenne		0,825
Du	8e au	12e	—	—	0,531
Du	12e au	16e	—	—	0,270
Du	16e au	20e	—	—	0,200
Du	20e au	24e	—	—	0,245
Du	24e au	30e	—	—	0,291

La moyenne en chiffres ronds de Cl émis pendant la période de jeûne complet est donc voisine de 0 gr. 260 ; ce qui, en supposant au sujet un poids moyen de 55 kilog. (63 k. 300 au début, 45 k. 650 à la fin du jeûne), équivaut par kilogr. et par 24 heures, à environ 0 gr. 0047 pour le Cl (0 gr. 28 pour 60 kilogr. pour la dénutrition organique proprement dite).

Quantité minima de sel nécessaire à l'adulte.

C'est en se basant sur la quantité de Cl. excrétée par un individu normal à jeun que M. le Pr Richet (1) a pu déterminer la quantité minima de Cl. nécessaire à la consommation quotidienne. En effet, c'est la quantité soustraite aux tissus qu'il sera nécessaire de remplacer pour rétablir l'équilibre normal. Les chiffres obtenus par M. Richet sont supérieurs à ceux de Luciani, mais nous comprenons qu'ils se rapportent à l'individu qui n'est pas encore arrivé à un état de dénutrition avancé, trop éloigné de l'état normal. M. Richet admet donc, pour les besoins de l'organisme par 24 heures :

(1) Richet et Lapique. *Loc. cit.*, p. 322.

	Chlore	Na Cl
Par kilogr........	0 gr. 025	
Pour 60 kilogr....	1 gr. 50 = 2, 50 environ (1).	

Nous avons donc là un chiffre précis de Na Cl qui est à peu près celui qui se trouve dans l'alimentation ordinaire.

En effet M. le Pr Richet indique les chiffres suivants :

Chlore du sel ajouté au pain 1. 35

Chlore des aliments naturels 0. 63

1. 98 = 3 gr. 30 Na Cl environ.

Ces chiffres comparatifs nous montrent, d'une façon aussi frappante que les expériences ci-dessus mentionnées d'alimentation sans sel ajouté, que le Cl contenu dans les aliments eux-mêmes est bien suffisant pour couvrir la quantité excrétée et qu'il n'est pas nécessaire d'ajouter du sel aux aliments pour maintenir l'équilibre normal de l'organisme et le taux normal en Cl. Si l'addition de sel aux aliments était indispensable, on ne comprendrait pas la possibilité d'une alimentation par la viande seule, possibilité qui existe, puisque le chien peut être nourri pendant longtemps sans inconvénient avec cet aliment, et cependant la quantité de sel contenue dans la viande est minime, puisqu'on n'y trouve que 0,069 0/0 de Cl, ce qui correspond à 0,114 0/0 de Na Cl (Voit) (2). Dans 500 gr. de viande qui, avec 200 gr. de graisse, suffisent amplement et pendant bien longtemps à l'alimentation quotidienne d'un chien de 30 kilog., il n'entre par conséquent que 0 gr. 6 de sel, et cependant les humeurs de

(1) 0 gr. 006 de Cl. correspond à 0 gr. 01 de NaCl. En d'autres termes, le rapport qu'il y a entre le Cl. et le NaCl. est le même qu'entre 3 et 5.
(2) C. von Voit. *Loc. cit.*, p. 363-364.

ce chien contiennent la quantité normale de soude, et l'estomac sécrète du suc gastrique acide. On voit que cette quantité de sel suffisante pour le chien est encore inférieure, par rapport aux poids de l'un et de l'autre, à celle que nous avons indiquée comme nécessaire à l'homme. Au surplus nous nous sommes suffisamment étendu, dans le chapitre précédent, sur ce fait que l'addition de sel aux aliments n'est pas indispensable. Ce qui était utile ici, c'était de donner des chiffres qui fixent les idées.

L'alimentation pauvre en chlorure détermine-t-elle de l'albuminurie?

Reste une question qu'il est nécessaire de trancher, c'est celle de l'albuminurie constatée par quelques auteurs, notamment par Wundt, par Klein et Verson, au cours de leurs expériences avec une alimentation pauvre en chlorures. Les derniers faits que nous venons de citer nous permettent de douter que l'albuminurie soit en rapport avec le manque de sel ajouté. Telle est aussi l'opinion de Forster (1). D'ailleurs beaucoup d'auteurs ne l'ont pas constatée. Essaulow (2) a fait des recherches directes pour élucider cette question, chez le chien et chez l'homme. Il a donné à l'homme pour toute nourriture de l'eau distillée et de la caséine dépourvue ou à peu près de chlorure de sodium. Quant aux chiens, il les a partagés en deux séries : à la première, il leur a donné la même alimentation qu'aux hommes ; à la seconde série, il a

---

(1) Forster. *Loc. cit.*, p. 308.
(2) Essaulow. Ueber den Einfluss des Chlornatrium auf die Absonderung des Eiweisses im Harne. Sitzungsprotokolle Russischer Aerzte. Voir : Jahresberichte über die Leistungen und Fortschritte in der gesammten Medizin, Berl., 1868, vol. I, p. 116.

donné simplement de l'eau distillée et du sucre. Chez l'homme, les recherches durèrent de 5 à 8 jours ; chez le chien, de 5 à 20 jours. L'auteur a examiné les urines avec le plus grand soin. Or, chez l'homme, l'excrétion chlorée urinaire tomba jusqu'à 0,07, et, chez le chien, jusqu'à 0,002. Mais ni chez l'un, ni chez l'autre il n'y a eu des traces d'albumine. Kaupp (1) a fait dans des conditions analogues les mêmes constatations.

Cette albuminurie déterminerait-elle des accidents ? Rabuteau semble le croire et il se base sur une citation de Barbier (d'Amiens) (2). Nous nous sommes reporté à l'article même de Barbier, et voici, en termes exacts, la citation dont il s'agit : « *On raconte* que des seigneurs russes qui avaient voulu faire économie de cette dépense (du sel) pour la nourriture de leurs vassaux, ont vu ces derniers tomber dans un état de langueur et de faiblesse, ils offraient une pâleur morbide ; ils étaient menacés d'un œdème général, *des vers se développaient dans leurs intestins.* » Nous ne pensons pas qu'on puisse en réalité, même sans connaître les faits d'expérience, baser une opinion sur une information aussi fantaisiste. Ajoutons que des accidents n'ont jamais été observés dans le cas d'alimentation sans addition de sel ; nous n'en avons jamais vu chez les malades de Villejuif, qui prenaient, il est vrai, 5 gr. de sel par jour en totalité. M. le Pr Richet, dans ses expériences d'hypochloruration n'en a jamais observé.

Nous comprendrions l'apparition de l'albuminurie avec la

(1) W. Kaupp. Beiträge zur Physiol. des Harnes. *Arch. f. physiol Heilk.*, Stuttg., 1855, XIV, p. 387.
(2) Barbier. Note sur le mélange de sel marin aux aliments de l'homme. *Gaz. méd.*, 1838, t. VI, p. 301.

destruction des tissus, dans le cas par exemple où on ne fournirait pas à l'organisme, *pendant longtemps*, la quantité minima de sel qui lui est indispensable. Il faut admettre que dans ce cas, comme dans celui où on chasserait une énorme quantité de sel de l'économie, il survienne des accidents. Mais si on fournit constamment aux tissus, par l'alimentation, la quantité nécessaire de sel, et nous savons combien cette quantité est faible, on ne comprend plus l'apparition d'accidents de quelque nature qu'ils soient.

Influence de l'hypochloruration sur le poids des sujets.
Expériences de Kemmerich.

L'hypochloruration a-t-elle cependant une influence sur le poids de l'individu adulte ? Kemmerich (1) le pensait et il a recherché cette influence au cours d'une série d'expériences assez intéressantes que nous devons mentionner, d'une part, parce qu'elle vient à l'appui de certains faits que nous avons établis, d'autre part, parce qu'elle en éclaire d'autres et notamment celui qui est relatif au poids. Partant de cette idée que les résidus de viande comprimée ne pouvaient pas être utilisés pour l'alimentation si on n'y ajoutait les sels contenus dans la viande, et croyant que, parmi ces sels, c'étaient surtout les sels de potasse qui donnaient à ces résidus leur valeur alimentaire, Kemmerich nourrit des chiens de ces résidus additionnés des sels de viande. Les chiens ainsi alimentés pendant trois mois augmentèrent de poids et se trouvèrent très bien. Pour montrer alors que parmi ces sels, c'étaient ceux de potasse qui agissaient aussi favorablement,

(1) Kemmerich. *Loc. cit.*, p. 76-84.

il fit une expérience comparative : Il prit un chien âgé de six
mois, auquel il donna les résidus de viande additionnés de
sels de viande, et un autre chien du même âge, auquel il
donna les mêmes résidus, mais additionnés de Na Cl. Après
26 jours, le premier animal était vigoureux et beaucoup plus
lourd que le second qui, lui, avait également augmenté de
poids, mais se trouvait dans un état lamentable : il pouvait à
peine se traîner et restait presque toujours immobile dans un
coin. Kemmerich n'observa chez ces deux chiens aucune
différence au point de vue de l'activité digestive, ni au point
de vue de la quantité des fèces, ni de leur aspect. L'auteur
conclut que le bon état du premier chien doit être mis sur le
compte des sels de potasse contenus presque exclusivement
dans les sels de viande.

Qu'allons-nous conclure à notre point de vue de cette
expérience ? Remarquons d'abord que parmi les sels de
viande, ou éléments minéraux de la viande, il y a du Cl et
de la soude, en faible quantité, il est vrai, mais à cela vient
s'ajouter le Na Cl contenu dans les résidus de viande eux-
mêmes, et dont on ne peut les débarrasser. Nous savons
d'ailleurs que Lehmann (1), Gäthgens (2) et Kürtz (3) y ont
trouvé de la soude et de la potasse. Or les sels de viande
ajoutés à ces résidus faisaient engraisser le chien, tandis que
le Na Cl seul, tout en le faisant engraisser, l'amenait à un
état lamentable. Cela prouve donc : 1° que le Cl n'est pas
utile en grande quantité à l'organisme, puisque le Na Cl con-

(1) Lehmann. *Ann. d. Landw.* in d. k. preuss. Staaten, 1873, vol. XIII,
p. 105.
(2) Gäthgens. *Dorpater med. Zeitschr.*, 1871, vol. I, p. 358.
(3) J. Kürtz. Ueber Entziehung von Alkalien aus dem Thierkörper. Diss.
Dorpat, 1874, p. 33.

tenu dans les sels de viande et dans les résidus a suffi ;
2° que la présence seule de Cl dans l'alimentation n'est pas
suffisante et qu'il faut en plus la présence des autres sels
alimentaires, notamment des sels potassiques contenus en
grande quantité dans la viande.

Mais revenons à la question du poids : à ce point de vue,
Kemmerich constate que, chez le chien qui avait pris les sels
de viande, l'augmentation du poids avait été bien plus forte
que chez celui qui n'avait pris que du Na Cl, et il attribue ce
fait à une augmentation dans les phénomènes de désassimilation sous l'influence du Na Cl, nous examinerons ce point
plus loin. Voyons d'abord quelle est la différence de poids
constatée par Kemmerich entre les deux chiens : celui qui
avait pris les sels de viande pesait, au début de l'expérience,
115 gr. de moins que celui qui n'avait pris que du Na Cl ;
or le premier animal pèse, au bout du 26ᵉ jour, 1275 gr. de
plus que le dernier. Mais déjà on peut donner une raison de
cette différence considérable :

Il s'agit, dans l'expérience de l'auteur, de chiens très
jeunes, en état de développement, et nous savons maintenant combien les sels de potasse sont utiles au développement des muscles et à l'organisme en état de croissance. Or
que constate Kemmerich chez le chien qui n'a pris que du
Na Cl ? L'animal peut à peine marcher, il se tient couché,
ses muscles sont grêles et beaucoup moins développés que
chez le chien qui a pris en grande quantité des sels de
potasse (en même temps que du Na Cl, ainsi que nous l'avons
montré). Et cependant le Na Cl seul ajouté aux aliments
du chien l'a fait engraisser, puisque, pesant au début de
l'expérience 3,405 gr., il pèse, au bout du vingt-sixième jour,

4,215 gr., et cela avec une alimentation composée de résidus de viande comprimée, additionnés de 4 à 6 gr. de Na Cl par jour. Mais si on observe cette augmentation de poids, il faut surtout tenir compte, comme nous l'avons dit, de l'état jeune de l'animal qui a utilisé ce Na Cl pour l'édification de ses tissus en voie de croissance.

Cependant, lorsque Kemmerich continue la même expérience chez les deux mêmes chiens, mais en sens inverse, c'est-à-dire lorsqu'il remplace le Na Cl chez l'animal qui en prenait auparavant, par les sels de viande, et qu'il remplace ceux-ci, chez le second animal, par le Na Cl, voici ce qu'il observe : les deux chiens engraissent et se portent bien, et celui qui maintenant prend les sels de viande (par conséquent les sels de potasse) engraisse plus que l'autre. Ainsi, pesant au début de cette nouvelle expérience 4215 gr., le chien à la potasse, au bout de 32 jours, pèse 6065 gr., tandis que l'autre, pesant d'abord 5375 gr., ne pèse à la fin que 5906 gr. Mais il faut remarquer qu'à partir du quatrième jour, l'augmentation de poids du premier ne s'est pas faite plus rapidement que celle du second chien. Cela tient, suivant Kemmerich, à ce que jusqu'au quatrième jour, il a ajouté aux sels de potasse une faible quantité de Na Cl, tandis qu'à partir du quatrième jour, il ne l'a plus ajoutée, et il conclut que le Na Cl est absolument indispensable, en même temps que les sels de potasse, pour donner aux résidus de viande toute leur valeur alimentaire. C'est la conclusion à laquelle nous étions déjà arrivé après l'expérience précédente.

Que pouvons-nous retenir au point de vue de l'influence de l'hypochloruration sur le poids ? Il s'agit, encore une fois, de chiens trop jeunes, en état de croissance ; chez ces chiens, les sels de potasse seront nécessaires en grande quantité, en même temps que le Na Cl : voilà ce que les expériences de Kemmerich nous apprennent. Cependant, il reste ce fait, affirmé par lui, que le Na Cl a pu ralentir l'augmentation de poids d'un animal par suite d'une influence qu'il exercerait sur les phénomènes de désassimilation.

Expériences de Rabuteau.

A ce sujet les données fournies par Rabuteau (1) sont plus précises et plus utiles aussi pour nous, car elles sont relatives à l'adulte : Rabuteau constate d'abord que le Na Cl augmente la quantité d'urée excrétée par l'urine. Ayant fait l'expérience sur lui-même, il constate dans une première période, pendant laquelle il ajoute 10 gr. de sel à ses aliments, 22 gr. d'urée en moyenne par jour, tandis qu'il ne constate que 18 gr. d'urée dans une seconde période pendant laquelle il prend des aliments ordinaires, mais sans addition de sel. Il en déduit ce triple fait : d'abord la température du corps doit être plus élevée dans la première période où les combustions ont été plus intenses, et il constate 37°4, tandis que, dans la seconde période, il ne constate que 36°9. En second lieu, le poids doit être moins élevé dans le premier cas, puisque les phénomènes de désassimilation sont alors plus marqués. Enfin, la différence entre les quantités d'urée excrétées avec l'alimentation salée et l'alimentation sans sel, montre que le sel agit sur les matières albuminoïdes et explique l'albuminurie que certains auteurs ont observée lorsqu'on supprimait le sel de l'alimentation, et c'est à ce propos que

(1) Rabuteau. *Loc. cit.*, p. 96-97.

Rabuteau cite l'opinion de Barbier basée, nous l'avons vu, sur une information presque ridicule. Nous nous sommes d'ailleurs déjà expliqué sur l'albuminurie, qui, en réalité, ne peut survenir sous l'influence de la non-addition de sel aux aliments. Celle-ci, en tous cas, ne peut pas donner lieu à des accidents, puisque Rabuteau n'en a pas observé par lui-même et que les autres auteurs, qui se sont occupés de la question, n'en ont pas observé. Enfin, pour en finir avec l'albuminurie, par quel mécanisme se produirait-elle sous l'influence d'une variation dans la quantité d'urée? Rabuteau ne le dit pas. Il observe une différence de 4 gr. dans les quantités d'urée excrétées, mais est-ce qu'une pareille différence serait suffisante pour expliquer une perturbation de l'organisme? Par conséquent, s'il faut admettre, à cause d'une plus grande quantité d'urée excrétée, une action du Na Cl sur les matières albuminoïdes, cette action ne sera pas de nature à amener des accidents. Et en ce qui concerne le poids, il faut se demander seulement si le sel peut activer tellement les phénomènes de désassimilation pour qu'il puisse avoir sur lui une grande influence. Ce qui est certain toutefois, c'est que la non-addition de sel n'amènera pas, de ce fait, de diminution de poids, puisque c'est au contraire l'addition de sel qui, suivant Rabuteau, augmente la quantité d'urée excrétée.

Influence du Na Cl sur la production de l'urée.

D'autres auteurs, tels que Forster (1) Klein et Verson (2) ont également observé l'action du Na Cl sur les matières albuminoïdes. Ces deux derniers auteurs ont fait deux séries

(1) Forster. *Loc. cit.*, p. 309.
(2) Klein et Verson. *Loc. cit.*

d'épreuves : dans la première, l'alimentation ne renfermait que 1 gr. 4 de sel ; dans la seconde, elle renfermait 25 gr. de sel. La différence entre les quantités de sel ingérées est donc assez considérable, et cependant la différence entre les quantités d'urée excrétées est peu élevée :

Dans la première série, 37 gr. 99 par jour en moyenne.

—   seconde   —   39 gr. 29   —

Encore ne sait-on pas si l'alimentation était identique comme nature et comme quantité dans les deux séries ; de plus, les variations entre les quantités d'urée excrétées d'un jour à l'autre étaient assez grandes.

Les premières expériences sur le même sujet avaient été faites par Th. Bischoff (1) chez le chien : sous l'influence d'un régime salé, il a trouvé 26 gr. 5 d'urée au lieu de 22 gr. avec le même régime sans sel. Il avait déjà observé de grandes irrégularités dans les quantités d'urée excrétées. Kaupp (2), ensuite, a trouvé chez l'homme une moyenne de 36 gr. avec un régime salé et de 34 gr. avec le régime sans sel. Ici encore, il y a eu des irrégularités d'excrétion. Voit (3) s'est préoccupé d'assurer avant tout un équilibre azoturique tel qu'on puisse bien se rendre compte ensuite des changements déterminés par le Na Cl. Il a commencé par nourrir pendant plusieurs jours un chien avec de la viande sans addition de sel, puis, ayant déterminé alors la quantité d'urée excrétée, il a ajouté des doses de 5 à 20 gr. de sel à la viande. Il a pu constater, sous l'influence de ces doses, de la polyurie et une

(1) Th. Bischoff. Der Harnstoff als Maass des Stoffwechsels, 1853, p. 111. Et in : *Ann. d. Chem. u. Pharm*, N. R., 1853, XII, p. 109.
(2) Kaupp. *Arch. f. physiol. Heilk.*, 1855, t. XIV, p. 385.
(3) C. Voit. Untersuch. über d. Einfluss des Kochsalz., etc., *loc. cit.*, p. 29.

hyperazoturie d'environ 2 à 5 0/0. Weiske (1) a été conduit à émettre une opinion analogue à celle de Voit. Schaumann (2) a vu qu'une dose journalière de 8 gr. resta sans effet sur la quantité d'urine et d'urée chez un homme soumis à un régime régulier. D'autre part Dehn (3) a observé que l'absorption de 2 gr. de KCl, et Schaumann que l'absorption de 8 gr. de ce même sel provoqua chez l'homme une augmentation de 4 gr. d'urée, soit de 8 0/0.

L'ingestion de Na Cl entraîne d'ordinaire un accroissement du besoin en eau, et dès lors Salkowski (4) et Feder (5) se sont demandé si l'augmentation de l'urée doit être attribuée à la polyurie ou au sel comme tel. Cette question n'était pas facile à résoudre (6). Cependant Voit a montré d'autrepartque l'ingestion de Na Cl seul détermine aussi la diurèse. Celle-ci est même à peine moindre que celle qui survient lors d'une absorption d'eau à volonté. Si sous l'influence du sel, on urine davantage, ce n'est pas dû seulement à ce qu'on boit davantage, mais à ce que le sel par lui-même, comme le sucre d'ailleurs, exerce une certaine action diurétique. Donc, de même que pour la diurèse simple, l'hyperazoturie qui résulte de l'ingestion de Na Cl provient, partie d'une augmentation du courant liquide qui extrait davantage l'urée des tissus, partie d'une augmentation minime de la désassimilation de l'albumine.

(1) Weiske. *Journ. f. Landw.*, 1874. Vol. IX, p. 370.
(2) Schaumann. Dissertation. Halle, 1893.
(3) Dehn. *Pflüger's Arch.*, 1876, vol. XIII, p. 367.
(4) Salkowski. *Zeitschr f. physiol. Chemie*, 1878, vol. II, p. 395.
(5) Feder. *Zeitschr. f. Biol.*, 1878, XIII, p. 278; XIV, p. 168, 187, 188.
(6) Voir sur cette question: Fränkel, Virchow's *Arch.*, vol 70, puis Salkowski et Munk. Virchow's *Archiv.*, vol. 71, enfin Voit, Handb. der Physiol., Hermann, vol. VI, th. I., p. 159.

Cette dernière origine ressort encore d'une expérience de Voit, prolongée pendant 49 jours, pendant laquelle la quantité d'urée éliminée dépassait la quantité antérieure d'une façon continue, et cela de 106 gr. au total.

S'il arrive donc, ainsi que dans les expériences de Dubelir (1) chez le chien, que des doses massives de Na Cl (1/2 gr. à 1 gr. par kilogr. d'animal) portent d'une part la quantité d'urine au double de son chiffre antérieur, mais que d'autre part l'élimination de l'azote par les urines, loin d'augmenter, diminue au contraire, on doit interpréter cette observation en admettant que Na Cl, à dose élevée, diminue le pouvoir de désassimilation des cellules. Et ce ne sera pas la première fois que nous observons une action inverse sous l'influence de doses fortes ou faibles (2).

Nous avons également cherché les quantités d'urée excrétées par une femme qui gardait constamment le lit et qui était soumise, pendant toute la durée de l'expérience et même longtemps auparavant, au régime lacté ·exclusif. Pendant 6 jours de ce régime, nous avons trouvé 13 gr. 50 d'urée par litre d'urine et par jour en moyenne. Puis pendant les 5 jours suivants, où au régime lacté on ajoutait d'abord 15 gr., puis 25 gr. de sel par jour, nous avons trouvé 16 gr. 80 d'urée par litre en moyenne. Il n'y a pas eu de différence considérable entre les quantités d'urine émises pendant ces deux périodes, cependant il y a eu un excès de 150 gr. en moyenne par jour en faveur de la seconde période.

----

(1) D. Dubelir. Noch einige Versuche über den Einfluss des Wassers und des Kochsalzes auf die Stickstoffausgabe vom Thierkörper. *Zeitschr. f. Biol.*, 1891, vol. XXVIII, p. 237.

(2) Voir sur cette question : S. Gabriel. *Loc. cit.*

Nous reviendrons, avec plus de détail, sur les conditions de cette expérience. Mais les résultats, en somme, concordent avec ceux qui ont été obtenus par tous ceux qui se sont occupés de la question, et nous pouvons dire que, s'il y a des variations journalières assez sensibles dans les quantités d'urée émises, les chiffres obtenus font voir une augmentation légère dans la diurèse et dans les phénomènes de désassimilation, en ce qui concerne l'urée.

Influence de l'hypochloruration sur la résistance de l'organisme à l'infection.

Avant d'aborder l'étude de l'effet de l'hypochloruration sur le taux chloruré des tissus de l'économie, il est encore un point qu'il faut fixer : M. Charrin (1) a, dans une série d'expériences très intéressantes, montré que la minéralisation favorise la résistance à l'infection. Pendant 5 à 10 semaines, il a injecté tous les jours, sous la peau de plusieurs séries de lapins au nombre de 20, des quantités oscillant de 1 à 4 centim. cubes d'une solution ainsi constituée : sulfate de soude 100, phosphate de soude 25, phosphate de potasse 25, chlorure de sodium 20, eau 1000. Parallèlement, d'autres séries égales de ces lapins ont reçu de la même façon, dans le tissu cellulaire sous-cutané, 0,20 à 1 centim. cube d'un mélange formé par 200 d'eau et 1 gr. de chacun des trois acides : lactique, oxalique, citrique.

Après ces longues préparations, on a inoculé dans les vei-

(1) Charrin, Guillemonat et Levaditi. Action des matières minérales et des acides organiques sur les variations de la résistance aux maladies et les modifications de l'économie. C. R. Soc. Biol., 1899, vol. LI, p. 754-755. Voir les autres communications de M. Charrin dans le même volume.

nes de ces différents animaux et de 10 témoins, une semblable dose d'une culture pyocyanique. Les sujets traités par les acides meurent en 18 à 44 heures, les normaux en 2 ou 3 jours ; enfin, quatre fois sur six, ceux qu'on a minéralisés résistent plus longtemps ; 3, 6, 10, par exception 15 jours et davantage.

Faut-il admettre que, inversement, la diminution des chlorures peut affaiblir la résistance des sujets aux maladies infectieuses ? Cotte conclusion se heurterait à de nombreux faits. Est-il nécessaire de rappeler que les animaux sauvages carnivores mangent naturellement des viandes non salées et sont robustes et résistants ; que des populations nomades et hypochlorurées, se sont conservées pendant des siècles ? Nous ne voulons pas non plus reprendre ici les exemples que nous avons déjà cités, d'individus ou d'agglomérations qui ont vécu avec des quantités faibles de sel.

Mais nous pouvons ajouter qu'au cours d'une épidémie de grippe survenue à l'asile de Villejuif au commencement de janvier 1900, vingt malades du quartier des épileptiques, dont les noms suivent, ont été atteintes : Aug..., Marie, Bén..., Dela.., Dumon..., Fauv..., Fran..., Grand..., Gand..., Hia..., Lang..., Linh..., Lass..., Legr..., Jeanne, Marit..., Mill..., Aline, Mich..., Prud..., Eugénie, Robil..., Sey... Blanche, Soul....

Or de ces vingt malades, d'après les renseignements qui nous ont été fournis, deux seulement : Mill... Aline et Sey... Blanche étaient à l'hypochluration, elles ont d'ailleurs parfaitement guéri au bout de quelques jours, pendant lesquels l'administration du bromure fut interrompue; la fièvre ne s'est pas élevée au-dessus de 38°6, l'atteinte a été légère, les phénomènes observés ont été des phénomènes congestifs de l'appareil pulmonaire et quelques troubles digestifs ; rien en somme de particulier. Les malades soumises à l'hypochloruration n'ont donc pas réagi d'une façon spéciale vis-à-vis de l'infection, et cela n'a rien de surprenant. En effet si l'infection pouvait trouver un terrain favorable, c'était un terrain réellement déminéralisé qu'elle aurait envahi de préférence, la déminéralisation constituant, pour M. Charrin, un des principaux facteurs de ce qu'on appelle l'organisme débilité. Mais nous avons montré que chez les individus soumis à un régime sans addition de sel, la quantité de Na Cl existant dans les aliments eux-mêmes est plus que suffisante pour pourvoir aux besoins de l'organisme, et qu'en diminuant le sel de l'alimentation, ce qu'on observait, ce n'était pas une diminution dans la minéralisation des tissus, mais simplement une diminution de l'excrétion chlorée urinaire. Nous avons cité de nombreux exemples venant à l'appui de ces faits. Nous terminerons par les expériences si nettes de M. le Pr Richet et de M. J. P. Langlois (1) concernant la teneur du sang et des tissus en Cl chez des animaux ayant reçu une alimentation spéciale.

Influence de l'hypochloruration sur la teneur en Cl des tissus et du sang.

Il s'agit, dans ces expériences, d'animaux hémorragiés, puisque les chiens spécialement alimentés ont été sacrifiés toujours par hémorragie.

Voici d'abord les chiffres normaux moyens, tels que nous

(1) Richet et Langlois. *Loc. cit.*, 749-754.

les avons indiqués dans notre chapitre précédent (page 40 et suivantes) :

$$Sang....... 3,015$$
$$Cerveau.... 1,512$$
$$Foie....... 1,331$$
$$Rein....... 2,536$$
$$Muscles.... 0,863$$

Si on suppose la teneur en Cl du sang $= 100$, on a :

$$Cerveau..... 50$$
$$Foie........ 44$$
$$Rein........ 84$$
$$Muscles..... 28$$

Les expérimentateurs ont d'abord examiné la façon dont se comportent les animaux à jeun. L'inanition simple ne modifie pas notablement la teneur des tissus en chlore. Voici en effet les chiffres obtenus dans ces conditions :

	Chien A 17 j. de jeûne	Chien B 24 j. de jeûne	Moyenne
Sang	2,762	3,225	2,993
Cerveau.......	1,264	1,476	1,370
Foie..........	1,200	1,470	1,335
Rein..........	2,266	3,121	2,693
Muscles.......	0,889	0,876	0,883

Voici, comparés à ces deux chiens A et B, deux autres chiens C et D, soumis également à l'inanition, mais qui pouvaient boire de l'eau additionnée de chlorure de sodium (10 gr. par lit.).

	Chien C 6 j. de jeûne	Chien D 14 j. de jeûne	Moyenne
Sang	2,899	2,859	2,879
Cerveau	1,412	1,575	1,493
Foie.........	1,196	1.253	1,225
Rein.........	3,290	2,537	2,913
Muscles......	0,721	0,790	0,755

Si l'on suppose $=$ 100 le chlore des chiens normaux, on a,
pour les chiens à jeun (avec ou sans Na Cl dans l'eau qu'ils
pouvaient boire).

	Avec sel	Sans sel
Sang...............	95	99
Cerveau............	98	91
Foie...............	92	100
Rein...............	115	106
Muscles...........	86	120
Moyenne......	98	100

Il n'y a donc, comme on le voit, aucune différence réellement appréciable entre le chlore des animaux normaux, des
animaux en inanition simple, ou des animaux à jeun pouvant
boire de l'eau salée.

Mais voici où les expériences deviennent encore plus intéressantes pour nous, parce qu'elles se rapprochent maintenant des conditions ordinaires que nous envisageons surtout :
il s'agit de la diminution du sel de l'alimentation.

Donc, en alimentant des chiens avec une nourriture riche
en chlorure de sodium, et d'autres chiens avec une alimen-

tation pauvre en Na Cl, les auteurs ont obtenu les chiffres que nous allons indiquer.

La ration alimentaire était la suivante :

Sucre de canne................ 100 gr.
Farine...................... 100 »
Lait .... 500 »

C'est là une alimentation très pauvre en chlore, puisque le lait de vache ne contient que 1 gr. de chlóre par litre, soit 0,5 par 500 gr., et que 100 gr. de farine donnent la quantité minuscule, négligeable, de 0,005 de chlore (1).

Les chiens nourris avec Na Cl recevaient, en plus de cette alimentation, 30 gr. de Na Cl.

L'analyse de leurs tissus a donné les résultats suivants :

| | Chiens nourris au sel (30 gr.) | | | |
	Chien E	Chien F	Chien G	Moyenne
Sang	3,012	3,169	3,120	3,100
Cerveau	1,566	1,467	1,320	1,451
Foie........	1,062	1,190	1,260	1,171
Rein........	3,060	?	2,510	2,785
Muscles......	0,748	1,107	0,920	0,925

En comparant ces chiffres à ceux des animaux normaux

(1) Cette alimentation représente environ 1,100 calories, chiffre légèrement supérieur à la ration quotidienne nécessaire pour des chiens de taille moyenne (12 kilogr.).

et en faisant égale à 100 la teneur en Cl. des tissus normaux,
on a :

Sang......................	102
Cerveau....................	96
Foie.......................	88
Rein......................	110
Muscles...................	107
Moyenne.........	100

Voici maintenant les chiffres se référant à des chiens nourris de même, mais recevant 7 gr. au lieu de 30 gr. de Na Cl :

	Chien H	Chien J	Chien K	Moyenne
Sang	2,859	2,899	2,731	2,830
Cerveau.....	1,575	1,434	1,618	1,542
Foie	1,253	1,196	1,341	1,263
Rein	2,537	2,290	2,570	2,799
Muscles	0,790	0,721	?	0,755

	Moyenne des chiens avec 30 gr. de sel.	Moyenne des chiens avec 7 gr. de sel.	Moyenne générale.
Sang.............	95	102	99
Cerveau..........	102	96	99
Foie	95	88	92
Rein.............	110	110	110
Muscles	86	107	97
	98	100	99

Les chiens nourris de la même manière, mais sans chlorure
de sodium ajouté à l'alimentation spéciale, ont donné :

	Chien L	Chien M	Chien N	Chien O
Sang	3,040	2,740	2,620	3,377
Cerveau	1,630	1,220	1,041	1,419
Foie........	1,080	0,809	1,014	1,313
Rein	2,621	1,608	2,296	2,453
Muscles	0,748	0,631	0,686	0,588

	Moyenne.	Moyenne centésimale.
Sang........	2,946	98
Cerveau......	1,328	88
Foie........	1,051	79
Rein........	2,244	88
Muscles	0,663	77

On·peut voir par ce tableau que l'hypochloruration (qui a consisté dans la suppression du sel ajouté aux aliments) entraîne une diminution moyenne de 10 à 15 °/₀ dans la proportion de chlore contenu dans les tissus (en réalité, en moyenne 14 °/₀). Mais il faut remarquer que tous les tissus ne contribuent pas dans les mêmes proportions au phénomène observé et que la teneur du sang en Cl ne varie presque pas, tandis que c'est celle des muscles qui varie le plus.

On peut résumer ces faits dans le tableau suivant :

	Chiens normaux.	Chiens nourris avec sel.	Chiens nourris sans sel.
Sang.......	100	99	98
Cerveau....	100	99	88
Foie.......	100	92	79
Rein (1)....	100	110	88
Muscles....	100	97	77
	100	99	86

Les auteurs ont essayé encore de voir l'influence d'une

(1) Si le rein des animaux nourris avec sel contient une plus grande quantité de chlorures, c'est peut-être tout simplement parce que le sel éliminé par l'urine se trouve en quantité relativement considérable dans les canalicules et les tubes urinifères, ainsi que dans les bassinets ; de sorte que les chiffres obtenus avec le rein sont plus sujets à des variations étendues (d'après la composition chimique de l'urine) que les autres chiffres.

alimentation sans addition de Na Cl, mais avec addition de phosphates (10 gr. par jour de phosphate de soude mélangé à l'alimentation). La diminution du Cl des tissus a été d'environ 10 %. Autrement dit, elle se rapproche beaucoup de ce qui a été constaté sur les chiens ayant reçu une alimentation sans chlore. Par conséquent, l'addition de phosphate de soude ajouté n'a pas eu d'action spéciale sur la teneur en Cl des tissus.

Enfin, MM. Richet et Langlois ont injecté de grandes quantités d'eau contenant des sels différents des chlorures à dose toxique, soit de l'azotate et du phosphate de soude. Ils ont aussi injecté du sucre à forte dose, afin de voir jusqu'où pourrait être poussée la déchloruration de l'organisme, par une abondante diurèse. Ces diverses opérations ont abaissé le chlore des tissus de 25 %. Mais la vie n'est pas compatible avec une pareille diminution du chlore, car les animaux injectés au nitrate de soude, puis au sucre à très forte dose, n'ont pas survécu.

Mentionnons, comme dernière expérience, quelques essais d'hydrotomie. Après la mort de l'animal, dans la carotide ou dans l'aorte, les auteurs faisaient passer un courant d'eau sucrée, et, après que ce courant d'eau avait passé quelques heures, ils faisaient le dosage de quelques tissus. Ils ont ainsi observé une diminution de 40 0/0 de la teneur en chlore, c'est-à-dire une diminution égale à celle qu'ils avaient observé chez les aninaux tués par hémorragie.

Nous avons tenu à rapporter en détail ces expériences qui nous semblent instructives au plus haut degré. Pour nous borner à celles qui ont trait à l'alimentation sans chlorures ajoutés, nous avons vu qu'elles faisaient baisser de 10 0/0 le chlore des tissus, tandis que l'alimentation avec une grande quantités de chlorure n'élève pas le taux chloruré des tissus, ni la concentration saline du sang. En somme les quantités de sel de l'organisme varient dans des limites assez étroites sous l'influence de l'ingestion de quantités diverses de sel, c'est l'excrétion chlorée urinaire qui varie beaucoup.

Mais la diminution de 10 0/0 sous l'influence du régime spécial sans l'addition de sel est déja un phénomène remarquable et intéressant. Mais d'abord est-elle nuisible à l'économie? Nous avions, dans l'alimentation spéciale elle-même qui fut donnée aux chiens, 0 gr. 5 de Cl environ, ; or cette quantité est bien suffisante pour les chiens de 12 kilog. en moyenne, employés dans les expériences. Voit (voir p. 80) avait bien montré qu'avec 500 gr. de viande et 200 gr. de graisse par jour, un chien de 30 kilog. pouvait vivre pendant longtemps et même indéfiniment.

Or ce régime ne contient pas plus de 0 gr. 6 de sel. La diminution de 10 0/0 dont il s'agit n'est donc pas un phénomène nuisible puisque la quantité minima de sel nécessaire à l'animal lui a été fournie. Nous avons vu que, pour l'homme de 60 kilogr. la quantité minima de Cl nécessaire était de 1 gr. 50 ou de 0 gr. 025 par kilog. S'il est permis de conclure de l'homme à l'animal, la quantité strictement suffisante aux chiens de 12 kilog. serait de 0 gr. 30 de Cl, cette quantité a été largement dépassée, et il n'est pas étonnant que les chiens n'en aient pas souffert. Et nous voyons une fois de plus, ici, comme cela s'observe pour l'alimentation en général, que nous prenons un luxe inutile de substances, et que nos besoins véritables sont beaucoup plus modestes. Cette diminution semble aussi nous montrer la tendance de l'organisme à accumuler des matériaux, à s'en surcharger dans une certaine mesure, de sorte qu'à un moment donné une partie de ces matériaux peut s'écouler au dehors sans que l'organisme ait à en souffrir.

Elimination du Cl après l'hypochloruration.

Cette diminution de 10 0/0 nous permet enfin de comprendre le fait suivant qui est pour nous très important. Quand on a privé un organisme de sel, comme cela se passe par exemple chez l'animal qui prend de la viande sans addition de sel, puis quand on ajoute du sel à cette alimentation, l'organisme le conserve pendant les premiers jours, et la quantité de sel dans l'urine est la même que lorsqu'il mangeait de la viande sans sel ajouté. Mais, après quelques jours du régime salé, ou retrouve dans les excreta la même quantité que celle qui existe ordinairement dans le cas de régime avec sel. Cette rétention chlorurée doit être évidemment en rapport avec le léger appauvrissement de l'organisme en Cl, elle a été observée d'abord par Buchheim et Wagner [1], puis par Kaupp [2], puis par ceux qui se sont occupés d'hypochloruration : Bunge, Voit, etc.

On peut donc prévoir dès maintenant que si, à la place du sel, on fournit une substance analogue à un organisme hypochloruré, le bromure de sodium ou l'iodure de sodium par exemple, cette substance sera retenue par cet organisme

(1) Buchheim et Wagner. Ueber die Wirkung des Glaubersalzes. *Arch. f. phys. Ileilk.*, Stuttg., 1854, XIII, p. 93.
(2) Kaupp. Beiträge zur Physiologie des Harnes, *ibid.*, 1855, XIV, p. 385.

pour combler le vide qu'aura créé la diminution dans l'ingestion du sel.

Définition de l'hypochloruration.

Il nous est donc facile de nous rendre exactement compte
de ce qu'est l'hypochloruration. Celle-ci consistera simplement dans la diminution de la quantité de sel ingérée jusqu'à
la quantité minima strictement nécessaire: cette quantité
minima, largement couverte par le sel que contiennent les
aliments eux-mêmes, peut être évaluée à 2 gr. 50 ou 3 gr.

Les faits signalés montrent bien que cette dose est suffisante, et qu'il faut considérer comme un luxe la quantité que
nous prenons en plus. Que si l'on observe, dans l'état d'hypochloruration, un certain abaissement du taux chloré des
tissus, il faut regarder ce fait comme une tendance de l'organisme vers un certain équilibre au-dessus duquel l'ingestion
excessive de sel l'avait élevé. Cet abaissement du taux chloré
nous fait comprendre la rétention de sel qui s'observe si,
après plusieurs jours d'un régime sans addition de sel, on
ajoute de nouveau du sel à l'alimentation, et il nous permet
de prévoir que si on ajoute à un organisme hypochloruré,
non du Na Cl, mais une substance analogue, celle-ci sera
également retenue. Telle est la conclusion qui se dégage de
ce second chapitre.

CHAPITRE III

Les divers régimes d'hypochloruration.

Nous avons mentionné jusqu'à présent un grand nombre
de régimes d'hypochloruration qui ont été employés expérimentalement, pour une durée toujours limitée. Ce que nous
devons examiner maintenant, ce sont les divers régimes
d'hypochloruration que l'on pourra suivre en pratique et
pendant longtemps, et leur valeur respective.

Régime lacté.

Parmi ces régimes, il faut citer en premier lieu le régime
lacté absolu : Nous n'avons pas l'intention d'en refaire ici
l'histoire complète, nous ne citerons que certains faits relatifs à son emploi qui nous intéressent plus particulièrement.
Le régime lacté n'a jamais été considéré comme un régime
d'hypochloruration, et, tandis qu'on regardait l'addition de
sel aux aliments comme absolument indispensable, on n'a
pas remarqué que le régime lacté, quoique pauvre en Na Cl,

puisqu'un litre de lait contient 1 gr. 50 de Na Cl, pouvait constituer un régime exclusif. L'adulte peut absorber par jour 3 lit. 1/2 à 4 lit. au maximum de lait, ce qui fait autant de grammes à peu près de sel et ce qui constitue une ration saline bien suffisante de Na Cl, puisqu'elle dépasse de beaucoup la quantité minima strictement nécessaire, et qu'on n'observe de ce fait aucun inconvénient.

Mais si on n'a jamais considéré le régime lacté comme un régime d'hypochloruration, on a pu apprécier ses autres qualités dont nous devons toujours tenir compte, qui l'ont fait imposer en thérapeutique et qu'on peut résumer de la façon suivante : Digestibilité et assimilation facile, avec un minimum de déchets, de produits d'oxydation imparfaits, d'extractifs plus ou moins toxiques. Le lait est utile aussi par son action diurétique qui lui permet d'éliminer les substances toxiques de l'organisme, sans en ajouter de nouvelles. Tels sont les avantages généraux que présente le régime lacté qui est, avec leur appoint, un excellent régime d'hypochloruration.

En revanche, il présente un certain nombre d'inconvénients que nous devons également prendre en considération : Un certain nombre de malades s'y refusent, tantôt au début de son emploi, tantôt après un temps plus ou moins long, et nous avons montré, dans ce dernier cas, l'importance de l'identité du régime comme cause provocatrice du dégoût que l'on en éprouve au bout d'un certain temps. A ce point de vue, il sera bon de savoir qu'on peut remplacer le lait partiellement ou totalement, indéfiniment ou momentanément, suivant les cas, par d'autres régimes pauvres en sel, tels que ceux que nous indiquerons.

Mais on sait les subterfuges plus ou moins heureux qu'on a employés pour triompher du dégoût éprouvé par certains malades pour le lait : Tantôt on y ajoute de la menthe, de l'anis, tantôt du café noir, du kirsch, du rhum, du cognac, etc. Nous faisons seulement remarquer que si on est amené à employer ces substances, il ne faudrait pas en abuser, car une autre qualité du régime lacté consistant en ce qu'il est un régime doux, peu excitant, si on ajoute de l'alcool ou d'autres substances excitantes dont on serait porté à abuser, sous le prétexte de faire « passer » le lait, on va quelquefois à l'encontre du but que l'on se proposait en ordonnant ce régime. Herzen a proposé des peptogènes et principalement du bouillon, surtout quand il .s'agit du régime des jeunes enfants. A ce propos, nous voulons ajouter un mot : Le bouillon contient des matières extractives, il contient aussi des sels solubles et, entre autres le Na Cl, il ne faudrait donc pas non plus abuser de son emploi (1). Enfin on a proposé les alcalins, l'eau de chaux, etc. On pourra tirer parti, bien entendu, de ces moyens, en observant les réserves que nous avons indiquées ; nous ne faisons qu'une énumération.

Mais un des inconvénients les plus marqués que l'on puisse observer : c'est une diminution de poids, sous l'influence du régime lacté. Cette perte de poids ne peut pas tenir, bien entendu, à une insuffisance de Na Cl. Nous avons déjà insisté sur ces faits. Mais on sait à quoi elle tient et bien des auteurs

---

(1) T. Ziehen (Beiträge zur Opium.-Brombehandlung der Epilepsie. *Therap. Monatsch.*, Berl., 1898, T. XII, p. 415-422) recommande d'exclure du régime des épileptiques non seulement le thé, le café, le chocolat, l'alcool et le tabac, mais même le bouillon, car ce dernier (contient de la créatine, de la créatinine, ainsi que des phosphates acides.

l'ont observée. On sait que, si le lait constitue pour l'organisme de l'enfant non seulement un aliment, mais une alimentation, chez l'adulte, par contre, il peut à peine être considéré comme un aliment complet; en effet l'adulte devrait prendre par jour plus de 3 litres de lait s'il voulait, à l'aide de cet aliment seul, maintenir sa richesse en albuminoïdes et surtout en hydrates de carbone ; si, en prenant une base plus scientifique, on calcule la quantité de lait capable de procurer le nombre de calories nécessaires à l'homme, on trouve environ 667 calories pour 1 lit. ; il faut donc, pour avoir la thermochimie d'un jour, 4 fois plus, c'est-à-dire 4 litres de lait, digestibles et tolérables jusqu'à un certain point. En pratique, il est difficile de faire ingérer plus de 3 litres à 3 litres 1/2. Ces 3 litres 1/2 de lait peuvent suffire à la rigueur, à des malades qui ne se livrent à aucun exercice corporel, mais ils seraient insuffisants pour des malades qui vont et viennent, et qui, en raison aussi de leurs attaques, ne peuvent pas être assimilés à des malades ordinaires séjournant au lit. Certains peuples font, il est vrai, un usage à peu près exclusif du lait, celui-ci étant un aliment complet, mais il faut observer que ces populations ont coutume d'y ajouter du pain et du fromage, comme les pâtres des Alpes, du maïs ou polenta, comme les Italiens du Nord. C'est cette adjonction seule qui permet aux gens qui font usage de ce régime de fournir un travail effectif réel.

Aussi faudra-t-il, dans un cas déterminé, mettre en balance les avantages énormes ainsi que nous le verrons, que l'on peut retirer du régime lacté dans l'épilepsie, et l'inconvénient qui résulte de la perte de poids. Il y aura intérêt parfois à maintenir, malgré cet inconvénient, le malade au régime lacté si le nombre des crises, grâce à ce régime, diminue rapidement, quitte à le remplacer ensuite, s'il est nécessaire, par d'autres régimes d'hypochloruration.

Le lait dans l'épilepsie.

Le lait a été employé très souvent dans l'épilepsie. Au siècle dernier, Tissot (1) disait : « La nécessité d'éviter tous les aliments qui ont quelque âcreté et de se borner à ceux qui sont les plus doux et les moins propres à irriter, indique le lait comme une nourriture très convenable aux épileptiques et il est fâcheux qu'il n'ait pas été essayé plus souvent. » Cinquante ans avant lui, Cheyne (2) écrivait du régime des comitiaux : « L'on ne guérit point sans une grande sobriété et beaucoup d'attention à éviter tous les aliments qui ont la moindre âcreté et à ne vivre que de ce qu'il y a de plus doux. Le régime avec un petit nombre de remèdes doux a souvent mieux réussi que tous les remèdes des pharmaciens ensemble, et l'exemple d'un célèbre médecin de Croyden, mort récemment, est bien remarquable. Il était depuis longtemps sujet à l'épilepsie et il était souvent tombé de cheval dans un accès, en allant voir ses malades. Il avait épuisé tous les conseils et tous les secours de la médecine (ainsi qu'il me l'a dit lui-même) sans en retirer aucun soulagement, mais il remarqua peu à peu que plus ses aliments étaient légers, et plus ses accès étaient faibles ; ensuite il renonça à toute autre boisson que l'eau pure, et les accès devinrent toujours moins violents et plus rares ; enfin, trouvant par degrés que la maladie diminuait au fur et à mesure

---

(1) Tissot. Traité de l'épilepsie, Paris, 1772, p. 373.
(2) G. Cheyne. An essay on the gout, etc., Londres, 1724, p. 103, et : The english malady or a treatise of nervous diseases of all kinds, 1737, p. 253.

qu'il lui fournissait moins d'aliments, il ne vécut plus que de végétaux et d'eau, ce qui termina entièrement les accès ; mais ce régime étant un peu flatueux pour lui, après plusieurs essais, il se fixa à 2 quarts de lait de vache par jour, une pinte à déjeuner, une pinte à souper et un quart à dîner (soit, en poids de France, 64 onces ou 4 livres dans la journée (1), sans poisson, sans viande, sans pain, en un mot sans quoi que ce soit autre que de l'eau fraîche. Pendant les 14 ans qu'il vécut depuis ce régime, il n'éprouva aucune altération de sa santé, sa force ou sa vigueur..... Si l'on réfléchit que toutes les maladies de nerfs sont des branches du même arbre, on comprendra, par cette observation, quels effets étonnants on peut espérer, dans les maux de cette espèce, d'un régime et d'une diète ordonnés avec sagesse et exécutés avec courage..... »

Et Tissot ajoute : « J'ai employé le lait très souvent dans les maladies nerveuses, et dans l'épilepsie même, avec le plus grand succès. J'ai vu un homme pauvre et épileptique à qui je ne donnai d'autre conseil que de ne manger ni lard, ni fromages, de ne boire ni vin, ni eau-de-vie, mais de manger le soir et le matin une soupe au lait ou au petit lait, et dont les accès, qui revenaient auparavant 7 ou 8 fois par mois, ne sont revenus que 2 fois en sept mois. »

Le régime lacté comme régime d'hypochloruration.

Une foule d'auteurs, nous le répétons, ont employé le régime lacté dans l'épilepsie, mais si nous envisageons ce régime comme un régime d'hypochloruration, et jamais il

(1) Traduction de Tissot.

n'a été considéré comme tel, nous pensons qu'il y a là un très grand intérêt.

D'une part la dose de bromure administrée ne devra pas dépasser une certaine limite, sinon on pourra craindre les accidents d'intoxication, car ainsi que nous le montrerons, l'activité du bromure est considérablement accrue avec l'hypochloruration. D'autre part, lorsque chez un épileptique bromuré on voudra passer de l'hypochloruration au régime salé ordinaire, ce qu'on aurait pu faire jusqu'ici sans crainte, on devra redouter pour le malade les plus graves accidents, le régime salé chassant rapidement le bromure de l'organisme, comme nous le montrerons également. On ne pourra passer d'un régime à l'autre qu'en augmentant progressivement la quantité de sel ingéré en augmentant aussi la dose de bromure. De même on ne devra passer du régime salé ordinaire au régime lacté sans abaisser la dose de bromure. Un autre avantage du régime lacté considéré comme régime d'hypochloruration pourrait être le suivant : A la suite d'accidents dus au bromisme dans les conditions ordinaires, il sera inutile, dans certains cas légers, de supprimer complètement le bromure, comme on pourrait le faire, mais en donnant le régime lacté et en abaissant la dose de bromure, on conserve au malade le bénéfice de l'action médicamenteuse, tandis qu'on ménage son tube digestif. Dans les cas plus accentués, le meilleur moyen de faire éliminer le bromure le plus rapidement possible sera d'ajouter du sel, 5 gr. de sel, par litre, au lait.

Enfin, dans certains cas où il survient une affection incidente fébrile, et où l'on juge que la bromuration puisse être continuée, il faudra encore, pour la dose à fixer, se rappeler

que le malade soumis au régime lacté est en état d'hypochloruration.

Voici, pour terminer, une observation due à M. J. Ch.
Roux (1), élève de M. Déjerine, qui montre, comme une
véritable expérience de laboratoire, l'influence du régime
lacté comme régime d'hypochloruration.

Il s'agit d'une malade âgée de 15 ans ; elle présentait,
depuis l'âge de trois à quatre ans, des crises convulsives sur-
venant tous les quatre à cinq jours.

Il y a un an et demi environ, un chirurgien, pour suivre la
mode, lui fit l'ablation du ganglion cervical supérieur du
côté droit ; cette intervention n'eut aucune influence favorable ; au contraire, en dehors de l'hémiatrophie de la face,
qui ne tarda pas à se manifester, les accès devinrent plus
fréquents, la maladie avait plusieurs accès, jusqu'à quinze
par jour, et ces accès revenaient quotidiennement ; c'est à
peine si elle se rappelait être restée deux à trois fois pendant des périodes de cinq à six jours sans présenter d'accès.
On lui avait déjà donné du K Br., mais sans aucun résultat.
Cette petite malade mise en traitement (4 litres de lait et
3 gr. de Na Br.) n'a plus présenté aucun accident depuis trois
mois, sauf une crise que l'auteur a provoquée volontairement.

M. Roux était amené en effet à se demander si le lait
n'agissait pas d'une façon plus complexe ; si l'antisepsie intestinale que réalise le lait, en diminuant la formation de toxines microbiennes dans le tube digestif, n'était pas pour beaucoup dans ce résultat. Pour trancher la question, il a donné

(1) J. Ch. Roux. Les effets de la demi-inanition chlorurée dans le traitement
de l'épilepsie. *C. R. Soc. Biol.*, Paris, 1900, t. LII, p. 278-280.

à cette petite malade une certaine quantité de Na Cl en paquets, en plus de son régime lacté absolu et du Na Br.

Elle prit du sel ainsi pendant trois jours consécutifs : le premier jour, 6 gr. ; le second 8 gr. ; le troisième 10 gr. de sel ; ce troisième jour, la malade eut une crise épileptique très violente. Il supprima aussitôt le Na Cl, et, depuis, elle n'a pas eu de crise. Dans ce cas, l'action du régime lacté devait être attribuée bien certainement à la diminution du chlorure de sodium.

Régime lacto-végétarien.

Et ceci nous amène à causer du régime lacto-végétarien qui, naturellement sans addition de sel, constitue un autre régime d'ypochloruration. Nous n'insisterons pas sur ce fait, bien connu, que le régime lacto-végétarien est un régime complet, et suffisant, même pour l'organisme qui travaille, puisqu'il y a des individus et des peuples qui ne vivent qu'avec ce régime. Avec une ration composée de 500 gr. de gros pain, 500 gr. de lentilles et 500 gr. de lait, nous ingérons 185 gr. d'albuminoïdes, 555 gr. d'hydrates et carbone et 40 gr. de graisse environ. Si nous considérons le régime lacto-végétarien, c'est qu'il nous intéresse particulièrement en ce qu'on l'a recommandé et qu'on le recommande encore beaucoup comme le régime le plus hygiénique dans le sens d'une moins grande quantité de matières extractives et de toxines qu'il contient relativement à celles que l'on ingère avec la viande, surtout la viande peu cuite, la viande *passée,* la viande plus ou moins faisandée, la viande marinée, le gibier dont l'action toxique est d'autant plus accentuée que l'animal a été plus surmené par la course ou par la peur.

C'est à ces titres qu'on prescrit ce régime dans l'épilepsie et nous devons tenir compte de ces données qui assurément sont précieuses. Nous reviendrons d'ailleurs, à propos du régime mixte, sur cette question. Mais nous devons examiner ici surtout le régime lacto-végétarien comme régime d'hypo-chloruration.

Le régime dont nous avons donné l'exemple ci-dessus contient 0 gr. 93 de Cl = 1 gr. 55 de Na Cl. Si on y joint la quantité de sel que l'on ajoute au pain au moment de sa fabrication, soit 1 gr. 35 de Cl = 2 gr. 25 de Na Cl, nous ingérerons une quantité totale suffisante puisqu'elle est de 3 gr. 80, c'est-à-dire de beaucoup supérieure à la quantité strictement nécessaire, et, en pratique, nous n'aurons pas besoin d'ajouter du sel à un régime lacto-végétarien.

Nouvel examen de la théorie de Bunge.

Nous nous trouvons alors de nouveau en présence de la conception de Bunge, relativement à l'influence des sels de potasse dans l'alimentation végétale. Rappelons en un mot cette conception : les sels de potasse se trouvant en excès dans l'alimentation végétale chasseraient par l'urine une certaine quantité de Na Cl, d'où la nécessité d'ajouter du sel à cette alimentation, bien que celle-ci contienne en elle-même une quantité de sel suffisante pour couvrir nos besoins. C'est ce qui expliquerait la nécessité qu'éprouveraient les peuples végétariens d'ajouter du sel à leurs aliments, tandis que cette nécessité n'existe pas chez les individus qui prennent une alimentation carnée. Or, dans celle-ci, la prédominance des sels de potasse sur les sels de soude ne se retrouve pas. Mais nous avons montré que l'influence exercée par cette prédominance n'était que relative ; Bunge concluait d'ailleurs lui-même qu'un ou deux gr. de sel ajoutés à une alimentation purement végétale suffisaient pour maintenir dans l'organisme de taux normal de Na Cl, or cette quantité est fournie par celle que l'on ajoute dans la fabrication du pain. Par conséquent, même en tenant compte de l'influence des sels potassiques, on voit qu'en pratique, elle ne peut se manifester d'une manière fâcheuse. Mais nous sommes allé plus loin et nous avons montré qu'en réalité les sels potassiques ne pouvaient chasser de l'organisme tout au plus que le sel qui s'y trouverait en excès, et que si l'on poursuit l'expérience faite par Bunge pour un seul jour, on observe une diminution dans l'excrétion chlorée urinaire, et ce qui est éliminé, ce sont les sels potassiques.

Donc le régime végétal, quoique contenant plus de sels potassiques que le régime carné, ne peut pas, sans addition de sel, nuire à l'organisme. Nous en avions déjà une preuve dans ce fait que les herbivores domestiques, si on n'ajoute pas de sel à leur alimentation, s'en passent très bien, et que certains herbivores sauvages, les lièvres, les lapins, n'absorbent jamais que le sel contenu dans les végétaux. Voici une nouvelle preuve qui montrera qu'il est possible, contrairement à la théorie de Bunge, d'accroître la quantité relative et absolue de potasse ingérée, sans faire naître la sensation du besoin de sel, et même, tout au contraire en l'apaisant. M. Lapicque cite en effet l'exemple de certaines tribus nègres de l'Afrique centrale qui consomment le « sel de cendres » qu'ils obtiennent en faisant brûler certaines espèces végétales. Or des analyses de ce sel, qui est pour eux l'analogue de notre sel de cuisine, ont montré qu'il s'agissait surtout de sels de potasse, tandis que la quantité des sels de soude y est des plus minimes.

La question nous semble tranchée actuellement. Il nous faut seulement en déduire la conclusion suivante : c'est que, dans un régime hypochloruré quelconque, ce dont il faudra se préoccuper, ce sera de savoir seulement si la quantité minima nécessaire de Na Cl, déterminée par M. le Pr Richet, s'y trouve dépassée.

Le régime végétarien contient-il moins de sel que le régime carné.

Cependant, il n'en reste pas moins acquis que les herbivores éprouvent plus que les carnivores le besoin d'ajouter du sel à leur alimentation ; c'est un fait d'observation que Bunge a eu le grand mérite de mettre en relief. Ce besoin, encore une fois, n'implique pas que l'adjonction de sel aux aliments soit indispensable, mais il existe souvent, et on en a donné une explication plus simple que celle de Bunge.

On a dit que les aliments végétaux contenaient en eux-mêmes moins de sel que la viande, d'où le besoin d'ajouter du sel à ceux-là plutôt qu'à celle-ci. Il est certain que si on examine les analyses qui ont été faites, on trouve, pour un même poids d'aliment, 1000 gr. p. ex., une moindre quantité de Cl dans la plupart des végétaux que dans la viande ou dans le lait (1), mais ce n'est pas ainsi qu'il faut envisager la question. Si l'on veut établir à ce point de vue, comme à tout autre point de vue, une comparaison entre les deux

(1) Voir G. Bunge. Der Kali Natron-und Chlorgehalt der Milch verglichen mit dem anderer Nahrungsmittel und dem Gesammtorganismus der Saügethiere. *Zeitschr. f. Biol.*, 1874, t. X, p. 295.

genres d'alimentation, il est nécessaire de considérer les quantités de viande d'une part, et de végétaux d'autre part, qu'il faut pour maintenir le poids d'un même sujet ou de deux sujets dont l'un serait carnivore et l'autre herbivore. S'il y a deux sujets il sera nécessaire de ramener ces quantités d'aliments à l'unité de poids de chacun d'eux. Ce qui suivra tout-à-l'heure fera bien comprendre notre pensée. Ou bien, il sera nécessaire de rechercher séparément les quantités de viande et de végétaux correspondant à un même nombre de calories, et autant que possible, au nombre de calories qu'il faut à un adulte, afin de se rapprocher des conditions normales. Ces quantités étant obtenues, on comparera naturellement les quantités de sel qu'elles contiennent.

Or si l'on compare d'abord l'alimentation des herbivores et des carnivores, par rapport aux éléments minéraux qu'elle contient, et si l'on cherche ensuite la quantité de ces éléments ingérée quotidiennement par l'unité de poids d'animal, on trouve que, pour 1 kilogr. d'herbivore, la quantité de soude et de Cl ingérée est la même que pour 1 kilogr. de carnivore. Telle est l'opinion de Bunge (1). Cette opinion est-elle justifiée ?

D'après Bidder et Schmidt (2), un chat de 3 kilog. 2 a besoin, pour entretenir l'équilibre en poids de son organisme, de 140 gr. de viande par jour. Par conséquent, à 1 kilogr. d'animal correspondent 43 gr. 57 de viande.

(1) G. Bunge. Ueber die Bedeutung des Kochsalzes und das Verhalten der Kalisalze im menschlichen Organismus. *Zeitschr. f. Biol.*, 1873, t. IX, p. 105.
(2) Bidder u. Schmidt. Die Verdauungssäfte und der Stoffwechsel. Mitau u. Leipz., 1852, p. 333.

Ce chiffre est très voisin de celui que donnent Pettenkofer et Voit (1) d'après lesquels un chien de 33 kilog. a besoin de 1500 gr. de viande par jour, comme ration d'équilibre, ce qui équivaut à 44 gr. 45 par kilog. d'animal.

Ce chiffre est également très voisin de celui qui découle des observations de Bischoff et Voit (2), suivant lesquelles, la quantité de viande nécessaire pour constituer la ration d'équilibre d'un chien, doit atteindre le 1/20 ou le 1/25 du poids total de l'animal. Ceci équivaut, si l'on fait le calcul, à 40 ou 50 gr. de viande pour 1 kilogr. d'animal.

Or quelle est la quantité de Cl et de Na O contenue dans la viande? D'après Bunge (3), la viande renferme 0,081 0/0 de Na O et 0,071 0/0 de Cl. Par suite, un chat de 3 kilog. 2 prend avec sa ration quotidienne de viande:

$$0,1135 \text{ Na O et } 0. 0993 \text{ Cl.,}$$

ce qui fait pour 1 kilogr. d'animal 0,0355 Na O et 0. 0310 Cl.

Mais il fallait aller plus loin et se placer dans des conditions plus rationnelles. En effet les carnivores n'absorbent pas ordinairement que le muscle d'animaux abattus, auquel se rapportent les chiffres que nous venons d'indiquer, mais ils prennent en totalité des parties d'animaux et dans ces parties qui contiennent encore autre chose que le muscle, la teneur en Na O et en Cl pouvait être différente de celle du muscle seul. En effet Bunge, faisant des analyses de l'organisme complet de souris, trouve: 1,699 0/00 Na O et 1,490 0/00 Cl.

Par suite, si le chat de 3 kilog. 2, au lieu d'absorber,

(1) Pettenkoffer et Voit. *Ann. der Chem. u. Pharm. Suppl.* II, p. 361.
(2) Bischoff et Voit. Die Gesetze der Ernährung des Fleischfressers. 1860, p. 245.
(3) Bunge. *Loc. cit.*, p. 106 et suivantes.

comme ration d'équilibre, 140 gr. de muscle par jour, absorbait 140 gr. de souris, il prendrait par là-même :

0,2379 Na O et 0,2086 Cl.

ce qui fait pour 1 kil. d'animal 0,0743 Na O et 0,0652 Cl.

Passons maintenant aux herbivores. Henneberg et Stohmann (1), à la suite de recherches nombreuses, ont trouvé qu'un bœuf de 502 kilog. 5 a besoin, pour maintenir son équilibre en poids, d'une ration quotidienne de 10 kilog, de foin de trèfle (ce qui fait 81,80 0/0 de matière sèche). Un autre bœuf, dont le poids était de 575 kilog. 5, avait besoin par jour de 27 kilog. 5 de betteraves (ce qui fait 84, 33 0/0 de matière séche).

Or, d'après E. Wolff (2), la moyenne pour 1000 parties de substance sèche, est de 1,39 de Na O et de 2,66 de Cl, en ce qui concerne le foin de trèfle. La moyenne, en ce qui concerne les betteraves, est de 1,36 de Na O et de 2,97 de Cl., pour 1000 parties de matière sèche.

Il en résulte que le bœuf, alimenté de foin de trèfle, a pris par jour :

11,37 Na O et 21,76 Cl.,

ce qui fait, pour 1 kil. d'animal, 0,0226 Na O et 0,0433 Cl.

Quant à l'animal qui a été alimenté de betteraves, il a pris par jour :

30,16 Na O et 15,93 Cl.,

ce qui fait, pour 1 kil. d'animal, 0,0674 Na O et 0,0603 Cl.

Comparons maintenant les chiffres que nous avons indiqués, nous trouvons :

(1) Henneberg et Stohmann. Beiträge zur Begründung einer rationellen Fütterung der Wiederkäuer. Braunschweig, 1860, p. 32-41.
(2) E. Wolff. Aschenanalysen. Berlin, 1871, p. 167, 169 et 170.

```
Pour 1 kilog. de carnivore :                      Na O      Cl
Alimentation avec la viande (muscle)....        0.0355    0.0310
      —           —   les souris.............   0.0744    0.0652
Pour 1 kilog. d'herbivore :
Alimentation avec le foin de trèfle......        0.0226    0.0433
      —           —   les betteraves........     0.0674    0.0603
```

Ces chiffres nous montrent que, pour 1 kilogr. d'animal carnivore ou herbivore, les quantités de Na O et de Cl. ingérées sont à peu près égales. Et cependant le reproche qu'on pourrait adresser à des comparaisons ainsi établies, c'est qu'elles sont basées sur des analyses faites par des auteurs différents ; celles qui concernent le chat ont été faites par Bunge, tandis que celles qui concernent les bœufs ont été faites par E. Wolff. Or, si les méthodes employées par ces deux auteurs pour déterminer les quantités de Na O et de Cl. ont été différentes, il se peut que le rapport entre le poids du Na O et du Cl. ne soit pas le même avec le poids de la viande qu'avec celui des végétaux. Autrement dit, il se peut que si Bunge avait fait avec les végétaux, une analyse du Na O et du Cl., il aurait trouvé une quantité de ces éléments autre que celle qu'y a trouvée E. Wolff.

Il y a donc là un point faible que nous avons voulu combler en employant une autre méthode de calcul basée sur des analyses faites par le même auteur : Nous avons fait le calcul du nombre de calories représenté par le régime végétal dont nous avons donné l'exemple, et nous nous sommes servi pour cela du tableau indiqué par M. le Prof. Richet (1) et relatif à la ration d'équilibre de l'adulte. Voici le tableau dont il s'agit :

(1) Richet et Lapicque. *Loc. cit.*, p. 317.

	Albuminoïdes.	Hydrates de Carbone.	Graisses.	Cl.
550 gr. de pain	38,5	297	2	0,05
280 gr. de viande	50,4	»	22,4	0,17
125 gr. de lait	4,25	6,25	5	0,14
35 gr. œufs	5,25	»	5,5	0,04
600 gr. fruits et légumes frais	6.	54	1.	0,18
30 gr. de légumes secs	7.	17	0,5	0,02
100 gr. de féculents	6.	77	»	0,03
45 gr. de sucre	»	43	»	»
26 gr. de fromage	6,25	»	6,5	»
40 gr. de beurre et huile	»	»	37.	»

Cette ration d'équilibre représente un total de 3,278 calories.

Nous avons donc fait, d'après ce tableau, le calcul du nombre de calories représenté par le régime végétal ainsi compris :

	Albuminoïdes.	Hydrates de Carbone.	Graisses.	Cl.
500 gr. de pain	35	270	2	0,04
500 gr. de légumes secs	125	260	10	0,33
500 gr. de lait	17	25	20	0,56
30 gr. de fromage	7,21	»	7,5	»
				0,93

Si l'on cherche, par la même méthode que pour le tableau précédent le nombre de calories représenté par ce régime, c'est-à-dire en considérant 1 gr. d'album. comme équivalant à $4^{cal}7$, 1 gr. d'hydrate de carbone à $4^{cal}1$, et 1 gr. de graisse à $9^{cal}4$, on trouve au total : 3512^{cal}.

Calculons la quantité de viande nécessaire pour produire le même nombre de calories, toujours en nous rapportant au tableau de M. Richet :

280 gr. de viande fournissent 447^{cal}44.

D'où 1 gr. $=$ fournira 1^{cal}60.

Par conséquent il faudra $\dfrac{3512}{1,60} = 2195$ gr. de viande pour produire les 3512 calories.

Or, si 280 gr. de viande renferment 0,17 de Cl ;
2105 gr. de viande renferment 1,33 de Cl.

Par conséquent, finalement :

Si le régime végétal précédent, fournissant 3512 cal., contient 0,93 de Cl, le régime carné, fournissant un nombre égal de cal., contiendra 1,33 de Cl.

Nous concluerons donc, que le régime carné permet d'ingérer une quantité de Cl supérieure à celle que contient le régime végétal. Il est vrai que la différence n'est pas très considérable, mais elle est réelle et elle se retrouve constamment lorsque l'on compare les quantités de sel contenues dans les divers aliments végétaux considérés l'un après l'autre et correspondant à un certain nombre de calories, avec celle que contient une quantité de viande équivalant à un même nombre de calories, les calculs sont faciles à faire. Toutefois, nous ne saurions trop le répéter, si la quantité de sel ingérée avec un régime végétal est plus faible qu'avec un régime carné, elle est néanmoins suffisante pour couvrir, et au delà, la quantité minima qui nous est strictement nécessaire. Ainsi, nous avons déjà fait ce calcul, le régime végétal qui nous a servi d'exemple, contient, avec la quantité ajoutée au pain au moment de sa fabrication, 3 gr. 80 de Na Cl. On se rappelle que la quantité minima nécessaire n'est que de 2 gr. 50.

Cette quantité moindre de sel contenue dans l'alimentation végétale nous explique-t-elle, non pas le besoin, au sens propre du mot, mais plutôt l'habitude particulière aux herbivores de désirer le sel ajouté aux aliments ? Ce qui est certain, c'est qu'il s'agit là uniquement d'une question de goût, ou, si l'on veut, d'un besoin sensitif, d'une sorte de protestation contre la fadeur particulière des aliments végé-taux. Les aliments « animaux », en somme, se suffisent à eux-mêmes au point de vue du goût. Le lait, les œufs et la viande peuvent être pris tels quels sans répugnance. Bunge nous montre des peuples se nourrissant de viande et n'ajoutant jamais de sel, tandis que les végétaux offrent au goût une platitude tout à fait particulière, et on éprouve certes le désir d'ajouter du sel aux pommes de terre par exemple, en les goûtant, et avant que les effets dus à la prédominance des sels de potasse, en admettant qu'ils soient réels, ne se manifestent. C'est d'ailleurs là l'opinion de M. Lapicque qui voit dans le goût du sel un cas particulier d'un penchant très général, le goût des condiments commun à toutes les populations qui se nourrissent de végétaux : aux Abyssins qui relèvent par une sauce pimentée, le berberi, l'insipidité de leur *durrha* de maïs ; aux Indous et aux Malais qui masquent par l'assaisonnement du *cari* la fadeur du riz, base de leur alimentation.

Origine de notre besoin de sel comme condiment.

Nous pourrions terminer là l'étude du régime lacto-végétarien, si les faits que nous venons de citer ne nous conduisaient à tirer une conclusion générale sur la cause première du désir que nous éprouvons d'ajouter du sel à nos aliments. Quand on étudie les conditions dans lesquelles les peuples consomment du sel, on est frappé d'abord de ce fait que ceux qui ajoutent du sel sont des peuples sédentaires. L'état sédentaire explique l'adjonction de sel non seulement chez les peuples végétariens mais aussi chez ceux dont l'alimentation est carnée ou mixte. Suivant les indications mêmes de Bunge, ce sont surtout, avons-nous dit, les peuples prenant de la viande qui n'ajoutent pas de sel à leur alimentation, or ce sont tous des peuples nomades. Le début de l'usage du sel remonte au passage de la vie pastorale et nomade à la vie sédentaire et agricole ; on en a une preuve en ceci que les langues indo-européennes n'ont pas de mot commun pour désigner le sel, ni la plupart des objets qui se rapportent à l'agriculture ; mais au contraire elles ont des racines communes pour tout ce qui a trait aux occupations pastorales. Tandis que les langues fondamentales actuelles ont toutes une racine commune (sal) (1) pour désigner le sel (en allemand : Salz ; — en anglais : Salt ; — en italien : Sale ; — en espagnol : Sal ; — en russe : Sol ; — en bulgare : Sol ; etc., « On peut voir là, dit M. Dastre (2), une indication que les peuplades primitives qui ont donné souche à nos races actuelles se sont séparées avant d'avoir quitté la vie pastorale.

---

(1) Le mot salaire, dérivé de sal, nous reporte à une époque où la rémunération des mercenaires était payée en sel, partiellement du moins. Le sel constituait aussi, avec le blé, la ration du soldat romain, et il est curieux de remarquer à ce propos que le blé contient seulement des traces de Na Cl et que le pain n'en contient par lui-même que très peu. La majeure partie lui est ajouté au moment de sa fabrication.

(2) Dastre. Le sel. *Rev. des Deux Mondes*, Paris, 1901, t. I, p. 199.

Elles n'ont connu que plus tard l'agriculture et, avec celle-ci, l'usage du sel. »

A la sédentarité, il faut rattacher le penchant à la sensation et à l'excitation dont parle M. Lapicque, mais que nous considérons comme étant commun à tous les peuples, quel que soit le genre d'alimentation usité. Peut-être ce goût est-il plus particulier aux populations végétariennes, comme le montrent les exemples donnés par cet excellent observateur. Mais l'emploi du sel ajouté ne relève, encore une fois, que du penchant qu'éprouvent tous les peuples pour les condiments et les excitants de toute espèce : tabac, épices, etc. Nous trouvons dans une phrase de Salluste un mot qui dépeint bien le sens et l'objet que l'on attribuait à l'usage du sel. Parlant des Numides, il dit qu'ils ne recherchaient point le sel : « Neque salem, neque *alia irritamenta* gulæ quærebant ». Le fait d'ajouter des excitants à l'alimentation est donc un phénomène d'ordre général et ceux qui n'ajoutent pas de sel, trouvent dans d'autres substances le moyen de satisfaire au penchant dont il s'agit. Nous avons mentionné l'exemple de certains peuples nègres de l'Afrique centrale qui prennent en quantité des sels de potasse, « le sel de cendres », comme condiment. Voici maintenant un autre exemple qui montre que l'adjonction de sel n'est qu'une question de désir gustatif. L'Ecossais Mungo Park qui, il y a un siècle, explora la région que l'on appelle aujourd'hui la boucle du Niger, avait été frappé de l'avidité des populations nègres, agricoles, pour le sel.

Celui-ci leur était apporté péniblement et à un prix très élevé par les caravanes qui le tiraient de la Mauritanie, de la sebka d'Idgil à mi-chemin entre le Sénégal et le Maroc, ou des gisements de Taodenit, au-dessus de Tombouctou : « A l'intérieur du pays, dit-il, le sel est le régal par excellence. C'est un spectacle curieux pour un Européen de voir un enfant sucer un bâton de sel comme si c'était du sucre ». Ces derniers mots nous indiquent bien à quoi répond chez ces populations l'usage du sel, dont elles font un véritable hors-d'œuvre. D'ailleurs le même explorateur ne nous dit-il pas plus loin que les classes pauvres de ces populations, soumises également à une alimentation végétale qui est la seule du pays, ne prennent pas de sel ?

« J'ai vu cela maintes fois, continue-t-il, quoique, dans la classe pauvre, les habitants soient si économes de cet article de prix que lorsqu'on dit de quelqu'un qu'il mange du sel à ses repas, on veut désigner par là un homme riche ». Voilà donc une classe de la population qui, dans les mêmes conditions que les autres classes, se passe de sel ou à peu près, sans s'en porter plus mal, ce qui ne serait pas s'il était vrai, comme le pense Mungo Park, qu' « une alimentation végétale éveille une envie de sel si ardente qu'on ne peut la décrire ». Cette conclusion est manifestement fausse, l'envie de sel n'étant certainement pas due au mode d'alimentation dans cet exemple comme dans une foule d'autres exemples que nous pour rions citer. Il s'agit toujours de la facilité particulière avec laquelle nous nous attachons aux substances condimentaires, dont beaucoup abusent, et non d'un besoin véritable de l'organisme.

Enfin, si les causes que nous avons étudiées ont agi, la première surtout pour favoriser l'introduction du sel dans l'alimentation, la seconde pour l'y maintenir, c'est la civilisation qui a certainement contribué le plus à en propager l'usage, comme elle a contribué à propager tous les excitants, mais c'est là un point que nous ne pouvons développer ici, nous nous contentons de l'indiquer. Toujours est-il que, si d'ordinaire, nous ajoutons du sel en si grande quantité à l'alimentation, c'est uniquement pour satisfaire au goût, mais tout ce que nous avons dit précédemment prouve que l'on pourrait sans inconvénient, se passer de ces satisfactions du goût et qu'en somme, au point de vue physiologique, on doit considérer le sel contenu dans les aliments comme un aliment lui-même, en ce sens qu'il est indispensable pour maintenir le taux nécessaire à la vie des cellules, tandis que le sel ajouté constitue un luxe dont nous pourrions nous passer.

Régime mixte.

Nous en arrivons au régime mixte qui est le régime physiologique par excellence. Ce régime constitue un régime d'hypochloruration suffisant, si on n'y ajoute que peu ou pas de sel. L'exemple que nous avons cité de ration d'équilibre, nous a montré qu'en y comprenant le sel qui est ordinairement ajouté au pain, la quantité minima de Na Cl nécessaire à l'organisme s'y trouve dépassée. Nous n'avons donc pas besoin d'insister sur ce point, pas plus que sur ce qui concerne la viande relativement au sel qu'elle contient.

La viande blanche et la viande rouge.

Mais il y a quelques points que nous devons mentionner parce qu'ils ont donné lieu à des recherches récentes et qu'ils ont amené certains résultats nouveaux dont nous devons tenir compte. Il s'agit de la distinction que l'on faisait depuis longtemps, dans le régime alimentaire des malades, entre la viande blanche et la viande rouge (1). La viande blanche, telle que la viande de veau, le ris de veau, la viande de jeunes poulets et de chapons, de jeunes animaux d'une façon générale, était considérée comme plus douce, moins stimulante, et, jusqu'à un certain point, comme du lait de vache concentré ; aussi la prescrivit-on fréquemment en même temps que les cures de lait, surtout dans la tuberculose au début. La viande rouge était considérée comme plus excitante, de sorte qu'on la prohibait dans toutes les maladies où une action plus énergique du cœur, une action plus stimulante pouvait être nuisible. On s'est même avancé si loin dans cette voie qu'on a attribué aux diverses sortes de viande une influence directe sur le caractère ; c'est ainsi qu'on dit de l'acteur anglais Garrick que lorsqu'il devait remplir le rôle d'un héros il mangeait du rosbif, et qu'au contraire, il prenait une bonne portion de mouton avant de paraître en scène dans le rôle de nigaud. Nous ne metionnons cette histoire que pour montrer l'idée que l'on se faisait de l'action différente des deux espéces de viande.

Il est certain (2) que la viande blanche se caractérise par une richesse moins grande en substances extractives irritantes ; de plus, elle renferme moins d'hémoglobine et de composés de fer que la viande rouge. Néanmoins, faut-il admettre que ces différences de composition se manifestent

(1) Cette distinction est due surtout aux médecins arabes : Avicenne, Averroès et Rhazès, qui, les premiers, insistèrent sur la différence entre les deux sortes de viande. La distinction avait été faite notamment par Sydenham qui ne permettait à ses goutteux que la viande de veau, de poulet, de poisson, tandis qu'il interdisait la viande rouge (butcher's meat) comme favorisant le développement de cette maladie.

(2) Voir Munk et Ewald, *loc. cit.*, p. 435.

réellement au degré admis par les anciens ? Ces différences sont-elles même assez considérables pour qu'on doive réellement en tenir compte en pratique ? La question a beaucoup intéressé les médecins qui s'occupent de maladies rénales, car le rein malade peut constituer un réactif assez sensible à l'égard des différences dans les quantités de principes irritants que peuvent contenir certaines substances. Mais elle a intéressé aussi ceux qui s'occupent des maladies de cœur et les neurologistes, ceux entre autres, qui ont étudié les régimes des épileptiques avec la préoccupation d'y faire entrer le moins de substances toxiques possible.

Or si certains auteurs comme Senator (1), ou comme Ortner (2) condamnaient les viandes rouges, parce qu'elles contiennent, suivant eux, beaucoup plus de matières toxiques que les viandes blanches, d'autres comme von Noorden (3), comme Leube (4) et Ziemssen (5) ne trouvent pas justifiée la proscription de la viande de bœuf par exemple : D'après eux, la différence entre les quantités de matières extractives de cette viande et des viandes blanches est tellement minime qu'elle ne peut entrer en ligne de compte. Ainsi, von Noorden nous montre que la viande de poulet et la viande de lapin renferment 3 à 40/00 de créatine, tandis que, dans la viande de bœuf, la proportion de ce produit de désassimilation n'atteint pas

(1) Senator. Voir : Die Erkrankungen der Nieren, in Nothnagel. Spec-Pathol. und Therap. der inneren Krankh., XIX, p. 236.

(2) Ortner. Vorlesungen über spec. Therapie innerer Krankh., p. 144.

(3) V. Noorden. Zur Behandl. der chron. Nierenkrankh. Verhandl. des Congresses f. innere Med., Carlsb., 1899, p. 388, ou Verhandl. des Vereines f. innere Med., Berl., XII, p. 31, ou *Deutsch, med. Wochenschr.*. 1891.

(4) Leube. Voir Penzoldt-Stintzing. Handb. der spec. Therapie innerer Krankh., 1885, t. VI, p. 242.

(5) Ziemssen. Voir v. Leyden. Handb. der Ernährungstherapie und Diätetik.

3 0/00. Les recherches toutes récentes de MM. Offer et Rosenquist (1) nous montrent même qu'en somme, les quantités
de matières extractives sont égales dans les deux espèces de
viande. Il est vrai que leurs recherches portent sur des viandes crues, et que Senator (2), dans une réponse à leurs conclusions, indique, d'après König, que la quantité de matières
extractives varie suivant le mode de préparation de la viande.
Ainsi le bœuf rôti en contiendrait 0,72 0/0, tandis que le bœuf
bouilli 0,40 0/0, et le veau rôti 0,03 0/0. Mais de nouvelles
analyses de Offer et Rosenquist (3) faites dans le même sens,
montrent que ces grandes différences n'existent pas en réalité.

Se manifestent-elles du moins en clinique ? Cette question tirait son intérêt de ce fait qu'on permettait la viande
dans certains cas de néphrite interstitielle à la condition
expresse que ce soit une viande blanche. Von Noorden a
montré que l'usage de la viande rouge dans ces cas n'était
pas moins avantageux. Il prit un brightique et lui donna,
pendant 5 jours, une demi-livre de viande de poulet, et pendant 5 autres jours, de la viande de bœuf contenant la
même quantité d'albumine. Le dosage de l'albumine fait
tous les jours indiqua que la quantité d'albumine des urines
était la même quand le malade mangeait du poulet que
lorsqu'il recevait du rôti. D'autres auteurs : Ziemssen,
Leube, Ewald, Offer et Rosenquist, A. Pabst (4), ont fait les
mêmes constatations.

(1) Th. R. Offer et E. Rosenquist. Ueber die Unterscheidung des weissen
u. dunklen Fleisches für die Krankenernährung. *Berl. klin. Wochenschr.*,
1899, t. XXXVI, p. 937-939.
(2) Ibid., p. 990-991.
(3) Offer et Rosenquist. *Loc. cit.*, p. 1086-1087.
(4) A. Pabst. Zur Kenntniss der Wirkung des weissen und schwarzen
Fleisches bei chronischer Nierenerkrankung. *Berl. klin. Wochenschr.*, 1900,
t. XXXVII, p. 547-550.

Nous pouvons ajouter qu'en ce qui concerne le régime des épileptiques, les auteurs qui permettent la viande ne font pas grande différence entre la viande rouge et la viande blanche, au moins au point de vue des matières extractives. Mais il était utile, croyons-nous, de préciser ce point à la lumière des expériences qui ont été faites. Il y a également un autre intérêt pratique. Il s'est trouvé des malades scrupuleux qui se sont condamnés à la viande de veau, l'ont prise en dégoût, ont mangé de moins en moins, ont perdu l'appétit et se sont affaiblis. Chez eux, la permission de manger de la viande rouge réveillait l'appétit, arrêtait la dénutrition et ramenait les forces.

Reste la question de digestibilité. Il est incontestable que la viande blanche, grâce à sa teneur moins grande en graisse, ou grâce à la délicatesse plus grande du sarcolemme, semble être d'une digestion plus facile. On pourra en tenir compte lorsqu'il s'agira d'ordonner un régime dit « léger » mais, dans l'épilepsie, d'une manière générale, on ne tient pas grand compte de ces différences qui, évidemment, varient avec les individus ; certains auteurs recommandent même plutôt la viande rouge plus substantielle, plus nutritive, que la viande blanche.

La viande chez les épileptiques.

On fait plutôt, en ce qui concerne le régime des épileptiques, une distinction entre la viande fraîche et la viande *passée*, la viande plus ou moins faisandée, le gibier, enfin les viandes salées. Tissot (1) considérait « les viandes blanches, le poisson de rivière, les légumes, les farineux de facile digestion,

____

(1) Tissot, *Loc. cit.*

les fruits mùrs, un peu de bœuf ou de mouton tendre » comme les meilleurs aliments pour les épileptiques. ll rejetait au contraire « les viandes noires qui donnent de l'âcreté au sang, les œufs, les pâtisseries, les fritures, l'oie, le canard, le porc, et, en général, les chairs grasses, salées, fumées ou venées, l'anguille, la raie, la sèche, le céleri, le persil, etc. » Comme boisson, il ne permettait que l'eau et le lait. Ces principes de Tissot se sont, pour ainsi dire, universalisés. Les différences ne portent que sur certaines particularités alimentaires. Ainsi les fruits et certains légumes, repoussés par les uns comme des crudités nuisibles, sont recommandés par les autres, en raison de l'influence heureuse qu'ils exerceraient par leurs propriétés rafraîchissantes et leur influence tonique sur la circulation et les fonctions digestives. En somme Tissot ordonnait un régime mixte, mais surtout végétal. Delasiauve (1) qui adopte à cet égard les idées de Tissot, pense que « les légumes frais, les fruits rafraichissants, les pruneaux sont spécialement convenables. »

Comparaison entre la viande et le régime végétarien.

Une quantité de travaux ont été publiés ces dernières années sur les avantages comparés de la viande et du régime végétarien pour le traitement hygiénique des maladies. Nous ne pouvons entrer ici dans de grands détails, mais ce qui ressort de ces travaux vient éclairer les idées des anciens auteurs qui avaient déjà parfaitement observé les effets des divers régimes. On attribue au régime végétarien l'avantage principal de ne pas former ou de former peu de toxines dans le tube digestif. Avec ce régime, on n'a pas ou presque pas à

______

(1) Delasiauve. *Traité de l'épilepsie.* Paris, 1854, p. 455-456.

compter avec la décomposition des substances albuminoïdes dans l'intestin, la fermentation intestinale se faisant surtout aux dépens des hydrates de carbone et donnant surtout lieu à un développement de gaz. En second lieu, il semble que *le travail intime* d'absorption et d'assimilation s'effectue plus facilement avec les substances végétales qu'avec les aliments tirés du règne animal. Telle est du moins l'opinion de M. Strasser (1) qui invoque à l'appui de cette hypothèse la leucocytose alimentaire qui serait beaucoup moins marquée après un repas végétarien qu'après un repas composé de viande. L'action excitante ou irritante du régime végétarien serait donc moindre qu'avec la viande ; celle-ci en effet produit une forte excitation stomacale (Hayem) (2).

Dujardin-Beaumetz (3) conseille le régime végétarien dans la dyspepsie par exagération de la sécrétion du suc gastrique et dans la dyspepsie avec troubles sympathiques, tels que le vertige stomacal, afin de « diminuer, dit-il, toutes les excitations qui résultent de l'irritation de la muqueuse de l'estomac ». Il ordonne donc à ces malades un régime exclusivement composé de féculents, de légumes et de fruits, avec le lait comme boisson. Quant aux dyspeptiques par défaut de sécrétion, il leur donne la viande et le bouillon et il leur permet le vin et l'eau additionnée d'un peu d'eau-de-vie.

M. Hayem, de son côté, trouve également la viande contre-indiquée en cas d'excitation stomacale ou d'augmentation de la sécrétion gastrique.

(1) A. Strasser. Ueber vegetabilische Diätcuren. *Wien. med. Presse*, 1898, t. XXXIX, p. 449-501.
(2) G. Hayem. *Loc. cit.*, p. 339.
(3) Dujardin-Baumetz. Du régime alimentaire spécial aux maladies de l'estomac et de l'intestin. *Bull. gén. de thérap.*, Paris, 1886, t. CXI, p. 534.

Quant aux viandes salées, fumées, boucanées, elles doivent être défendues; il en est de même de la charcuterie. Il faut faire exception toutefois pour le jambon maigre cru dont Leube (1) a reconnu la facile digestion. En ce qui concerne les poissons, il faut distinguer les poissons à chair grasse, tels que le saumon, le maquereau, l'anguille, etc., des poissons à chair maigre, de mer ou d'eau douce. Ces derniers sont de digestion plus facile, ils peuvent entrer dans le régime des dyspeptiques au même titre que la viande à la condition d'être pris bouillis ou frits. Dans ce dernier cas, il faudra enlever la peau frite. Les corps gras sont assez indigestes; ils congestionneraient l'estomac, d'après M. Leven, et le quitteraient très tard d'après M. Richet; enfin ils fournissent un aliment à certaines fermentations.

Cependant, on a signalé un certain nombre d'inconvénients au régime végétarien : nécessité d'absorber beaucoup plus d'aliments pour fournir à l'économie la quantité nécessaire de principes alimentaires, et, par suite, surcharge du tube digestif, ce qui peut être nuisible ; ensuite moindre absorption à cause de la coque de cellulose dans laquelle les principes alimentaires se trouvent inclus, et à cause du peu de temps que séjournent les aliments dans l'intestin de l'homme qui n'est pas adapté comme celui des herbivores à l'alimentation végétale. Aussi essaie-t-on de remédier à cet inconvénient en donnant des légumes bien cuits, en purée, et en donnant des farines de légumes préparées industriellement, c'est-à-dire ne contenant plus de cellulose. Seulement, sans parler des difficultés de l'alimentation par les farines, on perd le bénéfice de l'emploi des aliments végétaux en nature.

(3) Leube, cité par G. Hayem. *Loc. cit.*, p. 344.

En somme il est bien établi que le régime mixte est le régime physiologique par excellence, et, en ce qui concerne le régime des épileptiques, c'est le régime mixte surtout végétal qui est indiqué, sauf les réserves que nous avons indiquées au sujet de certaines catégories d'aliments, notamment de certaines viandes, enfin avec le lait comme boisson. Nous ne sommes donc pas éloigné des régimes que prescrivaient les anciens médecins et il était intéressant précisément de mettre en regard leurs donnnées et les données actuelles en matière de régime.

Importance du régime chez les épileptiques.

Nous pourrions d'ailleurs compléter nos citations pour montrer qu'à aucune époque, depuis Hippocrate jusqu'à nos jours, la question du régime chez les épileptiques n'a été délaissée et que les relations étroites et habituelles qui existent entre l'état de l'appareil gastro-intestinal et le retour des paroxysmes avaient déja frappé les anciens observateurs.

Hippocrate (1) en effet avait déjà vu que l'inflammation de l'estomac peut produire le mal comitial « lequel est fréquemment causé par l'atrabile ». Dans une consultation donnée par Galien (2) à un jeune grammairien épileptique, le vieux maître conseille au malade d'employer tous les moyens qui pouvaient lui procurer une bonne digestion. Ailleurs (3) il interdit à un enfant épileptique tous les aliments flatueux, tous ceux qui portent le sang à la tête. Tissot (4) consacre

(1) Epidemic, L. 6, ch. 54.
(2) Comment. ad aph. Hippocr., L. 7, Aph. 10.
(3) De locis affect., L. 5, ch. 6.
(4) Tissot. *Loc. cit.*

un chapitre remarquable au « traitement des épilepsies sympathiques, qui ont leur siège dans les parties internes »,
dont nous avons déjà mentionné un fragment. Tissot cite le
nom de tous les auteurs, Galien compris, qui ont insisté sur
l'importance du régime alimentaire dans le traitement de
l'épilepsie. Plus tard, Delasiauve (1) dit : « On a mentionné
d'assez nombreux faits où, la diathèse spéciale aidant, un
excès de boissons ou d'aliments, l'usage plus ou moins persistant de subtances altérées ou nuisibles ont directement
produit le mal caduc », et il décrit une « épilepsie gastro-
intestinale » sur laquelle Maisonneuve (2) insistait déja tout
au commencement du siècle. Pour Delasiauve, ainsi que
nous l'avons vu, le régime doit surtout être végétal.

Depuis, une foule d'auteurs ont insisté sur l'état du
tube digestif et de l'auto-intoxication chez les épileptiques.
Trousseau avait déjà publié un cas d'épilepsie caractérisé
surtout par des troubles gastriques. D'après J. Voisin (3), les
troubles de l'appareil digestif ne manquent jamais dans
l'épilepsie : « ils précèdent les accès isolés ou en série, les
vertiges et le trouble mental, permettant ainsi de les prévoir
et même parfois de les prévenir ». Citons également les travaux de Lépine (4), de Pommay (5), de Gowers (6), de Mas-

(1) Delasiauve. *Traité de l'épilepsie*, 1854, p. 204, 277 et 455.
(2) Maisonneuve. Thèse inaugurale sur l'épilepsie, 1803.
(3) J. Voisin. L'Epilepsie, Paris, 1897, p. 121 et suivantes.
(4) Lépine. Epilepsie des gros mangeurs. *Rev. mens. de méd. et de chir.*,
juin 1877.
(5) H. Pommay. Contribution à l'étude de l'épilepsie gastrique. *Revue de
méd.*, Paris, 1881, I, 500-504.
(6) W. R. Gowers. De l'épilepsie et des autres maladies convulsives chroniques : leurs causes, leurs symptômes et leur traitement. Trad. française,
1883.

salongo (1), de Féré (2), de Lemoine (3), de Gilbert Ballet (4), de Chass Todd (5), de Herter et Smith (6), de Sérieux et Marinesco (7), de Block et Marinesco (8), de Nelson Tieter (9), de Bonnet (10), de Dupré-Lefebvre (11), de Ferrarini (12), de Labatt de Lambert (13), de M. Maurice de Fleury (14). Tous ces travaux imposent la nécessité d'instituer un régime approprié pour prévenir ou pour combattre les troubles digestifs, ou enfin pour réduire au minimum la quantité de toxines de l'organisme.

(1) R. Massalongo. *Dell' epilessia gastrica.* Contributo alla patogenesi dei fenomeni nervosi nei dispeptici. *Sperimentale*, Firenze, 1889, t. LXIII, 272-283.

(2) Féré. Les épilepsies et les épileptiques, Paris, 1890, p. 128 et : Note pour servir à l'histoire des troubles gastriques de l'épilepsie. *Journ. de Neurol. et d'hypnol.*, 1896, 5 mars, p. 112.

(3) G. Lemoine. Epilepsie à forme gastrique. C. R. *Soc. Biol.*, 1898, t. V, 10° s., p. 65.

(4) Gilbert Ballet. Causes occasionnelles de l'épilepsie. *Indép. méd.*, 1898, t. IV, p. 121-127.

(5) C. Todd. Note on the management of the toxic element in the treatment of epilepsy. *Chicago M. Recorder*, 1898, XIV, 337.
Intestinal cleanliness as an aid in the treatment of epilepsy. *Chicago M. Recorder*, 1898, XV, 129-131.

(6) C. A. Herter et E. E. Smith. Researches upon the aetiology of idiopathic epilepsy. *N.-York. med. J.*, 1892, LVI, 208 ; 234 ; 260.

(7) Marinesco et Sérieux. Essai sur la pathogénie et le traitement de l'épilepsie. *Acad. roy. de méd. de Belgique*, 1895.

(8) Blocq et Marinesco. Sur les lésions et la pathogénie de l'épilepsie dite essentielle. *Sem. med.*, Paris, 1892, t. XII, 445-446.

(9) Tieter. Origine auto-toxique de l'épilepsie : *The alienist and neurologist*, 1897, t. XVIII, p. 203.

(10) Bonnet. Traitement des épilepsies. *Dauphiné méd.*, Grenoble, 1898, XXII, 121-129.

(11) Dupré-Lefebvre. Epilepsie d'origine gastrique. *Nord méd.*, Lille, 1898, t. IV, p. 430-440.

(12) C. Ferrarini. Epilessia auto-tossica d'origine epatica. *Riv. quindicin. di psicol.*, etc., Roma, 1897-8, t. I, p. 305-310.

(13) Labatt de Lambert. Contribution à l'étude de la pathogénie et du traitement de l'épilepsie, Thèse de Paris, 1896.

(14) Maurice de Fleury. Recherches cliniques sur l'épilepsie et son traitement, Paris, 1900.

Toxicité de l'urine chez les épileptiques.

Nombreux sont aussi les travaux sur la toxicité des urines des épileptiques ; nous ne les signalerons pas tous. Dans ses leçons, M. le Pr Brouardel rapporte les faits suivants qui sont bien en concordance avec les résultats des recherches de J. Voisin signalant l'augmentation de toxicité des urines avant l'accès : « Vers 1879, alors que j'étais médecin de l'hôpital Saint-Antoine, je pratiquai, à plusieurs reprises l'analyse des urines d'un épileptique de mon service. Ces urines étaient celles recueillies au cours de la diurèse qui suit ordinairement l'attaque. Il a été possible d'en isoler un alcaloïde convulsivant, nous disions alors une ptomaïne, toxique pour les grenouilles. En est-il toujours de même, je l'ignore, mais le cas que je vous cite n'est pas isolé. Un pharmacien s'était marié et la première nuit de ses noces, sa femme eut une crise d'épilepsie. Les urines recueillies, lors d'attaques ultérieures, contenaient un alcaloïde ayant le même caractère toxique que je signalais tout à l'heure. Il est donc très possible que l'attaque d'épilepsie survienne, dans certains cas, sous l'influence de l'accumulation dans l'organisme d'une toxine convulsivante particulière, éliminée ». D'autre part, on connaît les recherches de J. Voisin (1) sur l'albuminurie post-épileptique, laquelle avait été signalée en 1854 par Seyfert, et sur la toxicité urinaire des épileptiques qui, suivant lui, est en sens inverse des troubles de l'appareil digestif.

Il n'était donc pas inutile d'insister, à propos des régimes à employer, sur les points principaux d'hygiène alimentaire

(1) J. Voisin. *Loc. cit.* L'histoire de ces recherches est exposée dans la thèse de Labatt de Lambert.

intéressant les épileptiques. Nous voudrions cependant en rappeler encore quelques-uns. Nous avons montré, au chapitre I, l'action retardante manifeste exercée par le sel à dose un peu élevée sur la digestion stomacale ; nous ne revenons pas sur cette question. Mais nous voudrions compléter ces faits par une intéressante citation.

Paracelse.

Paracelse (1), dans son livre du mal caduc (2), comprend sous ce nom, pour ainsi dire toutes les espèces de vertiges, car il établit cinq espèces de ce mal, suivant qu'il provient *du cœur, du cerveau, du foie, de l'estomac* ou des autres membres ; voilà qui est déjà bien curieux. Or, ce qui est plus curieux encore, c'est le régime alimentaire qu'il formulait en le déclarant indispensable. Il supprimait le sel qu'il remplaçait par du gui ; toutes les sauces devaient contenir de la semence de pœone ; à la place du persil (que Tissot, ainsi que nous l'avons mentionné, rejette du régime des épileptiques), il mettait la racine de pyrèthre ; les feuilles d'hellébore noir complétaient ces condiments.

Il est certain que Paracelse attribuait au sel une influence nocive pour l'épileptique dont l'état gastrique le préoccupait, puisque dans le livre précédant celui du mal caduc, et où il traite du Flux, provenant de la faiblesse de l'estomac, il consacre le second chapitre aux maladies causées par la dis-

(1) Theophrast Bombast von Hohenhem naquit en 1491 à Maria Einsiedeln, canton de Schwytz, mort à Salzbourg en 1541.
(2) Ce livre est le quatrième des 14 livres des paragraphes, traduits par de Sarcilly, Paris, Roch, Le Bailly, 1631. Il y a une autre édition comprenant les œuvres complètes de Paracelse : Paracelse (Théop.). Opera omnia. 2 vol. in-fol., Genève, 1658.

solution des sels minéraux chez l'homme (sel, soufre, mercure) ; ils sont apportés dans le corps par les aliments qui les libèrent en se corrompant dans l'estomac.

Nous n'avons pas besoin d'insister sur l'action défavorable des épices, des crudités, des aliments acides, des fromages faits, etc. M. Maurice de Fleury qui dans son récent ouvrage insiste tant sur les bienfaits de la diététique, ordonne un régime mixte de moyenne rigueur d'où sont exclus les aliments suivants : mie de pain et potages à la mie de pain, conserves, viandes noires, mets épicés, gibier, poissons lourds, crustacés, huîtres, coquillages, crudités, aliments acides, aliments gras, asperges, choux, choux-fleurs, choux de Bruxelles, oignons, navets, raves, haricots secs, sucreries, pâtisseries, crèmes crues, fruits crus, fromages.

M. Gilles de la Tourette recommande de remplacer les légumes verts par des légumes secs en purée passée au tamis, de manière à éviter les résidus et par cela même, au moins en partie, les fermentations intestinales.

Quant au thé et au café, il faudra les supprimer chez les malades à crises fortes et fréquentes où il existe un véritable éréthisme vasculaire et nerveux, les stimulants diffusibles étant susceptibles d'augmenter encore cet éréthisme. On sait, grâce aux expériences de Vulpian, de Fr. Franck (1) et les recherches de M. Féré (2) que la pression artérielle est tou-

---

(1) Vulpian, cité par Fr. Franck. Influence simple et épileptogène du cerveau sur l'appareil circulatoire. *C. R. Acad. des Sc.*, 1888 (juill. 30), t. CVII, p. 351-355. Voir aussi : Fr. Franck. Leçons sur les fonctions motrices du cerveau et sur l'épilepsie cérébrale. Paris. 1887, 8°, 570 p.

(2) Ch. Féré. Observations faites sur les épileptiques à l'aide du sphygmomètre de M. Bloch. *C. R. Soc. Biol.*, 1888, t. V, 8 s., p. 506-508, et in : Les épilepsies et les épileptiques, Paris, 1890, p. 217-218.

jours augmentée chez les épileptiques. Dès lors, il faudra
s'efforcer de supprimer toutes les causes qui l'exagèrent à
l'état ordinaire et sont, de ce fait, capables de favoriser le
retour des accès. C'est dans le même esprit qu'il faudra
ordonner des repas peu copieux :

« Il est de la plus grande importance, avait déjà dit Tissot,
de réduire les aliments à la moindre quantité possible pour
vivre et se bien porter, et c'est surtout le soir qu'on doit se
permettre très peu d'aliments... » « Mais, ajoutait-il, outre la
diminution sur la quantité, on doit faire beaucoup attention à
la qualité. »

Quantité de viande à donner aux épileptiques.

Un dernier point consiste dans la quantité de viande à
donner aux épileptiques. Cette quantité doit être faible ; un
grand nombre d'auteurs ont insisté sur ce fait Rumpf (1),
de Hambourg, décrit le régime qu'il ordonne avec succès à
ses épileptiques, depuis plusieurs années. Il interdit le bouillon, le café, le thé, le poivre, la moutarde et toutes les
matières extractives. Son régime est un régime lacto-végétarien peu salé. Il a remarqué que l'influence du sel comme
des autres condiments, chez les épileptiques, n'était pas favorable, et il a ordonné l'hypochloruration en se plaçant à un
point de vue un peu différent du nôtre. Il ne permet que
100 gr. de viande par jour. Hughlings Jackson (2) ayant fait,
en 1888, dans une des sections de l'Association médicale bri-
tannique, une conférence sur le diagnostic et le traitement

(1) Th. Rumf. *Neurol. Centralbl.*, 1900, t. XIX, p. 510.
(2) Hughlings Jackson. Voir : *Sem. méd.*, Paris, 1888, t. VIII, p. 291, et
British med. Journ., 1888, t. II, p. 59 ; 111.

de certaines affections du système nerveux, a surtout insisté sur le régime : « L'expérience a déjà démontré depuis longtemps, a-t-il dit en substance, que les attaques des épileptiques deviennent moins violentes lorsqu'on diminue la ration de viande. » Il recommande aux épileptiques de ne pas dépasser 120 gr. de viande et, d'une manière générale, de manger peu. Heberden (1) avait déjà dit sur le choix des aliments pour les épileptiques : « Duo epileptici ab omni cibo animali abstinuerunt et sanati sunt. » L'abstinence de la viande était donc envisagée par lui comme un des principaux moyens à employer dans l'épilepsie.

Nous pourrions citer ici une foule d'opinions analogues, car les travaux sur cette question sont extrêmement nombreux (2). Merson (3) a partagé 24 épileptiques en 2 groupes;

(1) Heberden. Commentarii de morborum historia et curatione, 1804, p. 741.

(2) On pourrait voir à ce sujet : C. B. Radcliffe. Epilepsy and other affections of the nervous system... etc., Londres, 1854.

J. R. Reynolds. Epilepsy; its symptoms, treatment, and relation to other chronic convulsive diseases, Londres, 1861.

W. Ireland. On idiocy and imbecillity, Lond. 1877.

J. Ferguson. The dietetic treatment of epilepsy. *Therap. Gaz.*, Detroit, 1890, 3 s., t. VI, p. 810.

A. Haig. Uric acid in diseases of the nervous system. *The Brain*, Lond. 1891-2, t. XIV, p. 63-98.

Erlenmeyer. Die Principien der Epilepsie-Behandlung, 8°, Wiesbaden, 1886, p. 71.

C. H. Hughes. The successful medical management of epilepsy. *Med. Rev.*, St-Louis, 1898, t. XXXVIII, p. 521-529. Also : *Alienist and Neurol.*, St-Louis, 1899, t. XX, p. 35-44.

W. Alexander. The treatment of epilepsy. 8°, Edinburgh and London, 1889.

Hammond. The diet in epilepsy. *Merck's Bull.*, N.-Y., 1892.

Nothnagel. Die Epilepsie, ihr Wesen und ihre Behandlung. *Wien. med. Presse*, 1893, t. XXXIV. p. 641; 684; 728; 766.

Haig. The Diettreatment of headache, epilepsy, etc., *The Brain*, Lond. 1897.

H. A. Wildermuth. Ueber die Behandlung von Epileptischen in Anstalten. *Zeitschr. f. d. Behandl. Schwachsinn. u. Epilept.*, Dresd., 1885, t. I, p. 2; 17; 49.

Kiernan. *The alienist and Neurologist*, St-Louis, 1897.

(3) Merson. Dietetics of epilepsy. *The dietetic and hyg. Gaz.*, N.-Y., 1892.

le premier groupe reçut pendant 4 semaines une nourri=
ture exclusivement végétarienne ; le second une nourriture
albumineuse. Pendant la période suivante de 4 semaines,
le premier groupe suivit le régime du second, et le
second celui du premier. Or, la plupart des malades
virent leur état s'améliorer dès qu'ils passèrent au régime
végétal, tandis que le nombre total des accès augmenta
presque du triple avec le régime azotique. Short (1) a essayé
différents régimes en même temps que les bromures et
voici les résultats très intéressants qu'il a obtenus à cet
égard : 43 épileptiques soumis au régime ordinaire des
hôpitaux et au bromure, présentèrent 3001 accès pendant
1 an, ou 10,37 par jour. Pendant 6 semaines, ils reçurent
moins de viande, mais le bromure comme auparavant et le
nombre d'accès ne fut que de 9,28 par jour. Donc, en diminuant la quantité de viande, on diminue la fréquence des
accès.

Régime employé à Villejuif.

Le régime employé chez les épileptiques de l'Asile de
Villejuif n'a rien eu de particulier car il était nécessaire, pour
rechercher, chez les malades hypochlorurées, l'action des
bromures, de ne pas faire intervenir un autre facteur, tel
que le régime, auquel on aurait pu attribuer les résultats
obtenus. Ces malades ont donc suivi un régime ordinaire,
d'abord un régime uniforme spécial qui a été institué et composé uniquement dans le but de savoir d'une manière précise la quantité de sel absorbée, puis, au bout d'un certain

(1) T. S. Short. Observations on the treatment of epilepsy. *Brit. M. J.*,
Lond., 1895, t. I, p. 1088.

temps les malades ont eu le régime hospitalier varié, mais les aliments étant cuits sans sel.

Voici d'abord la composition du régime spécial :

Lait. . . . . 1000 gr.
Pommes de terre. 300
Deux œufs. 70
Café. 10
Viande de bœuf. 300
Farine 200
Sucre. 50
Beurre. 40

La teneur en Na Cl de cette ration alimentaire spéciale est de :

1 litre de lait. . . . . 1 gr. 06
2 œufs de 35 grammes. 0   35
300 gr. de viande. 0   73
200 gr. de farine. 0   02
300 gr. de pommes de terre. . .   03
                                    ‾‾‾‾‾‾‾‾‾‾
                                    2 gr. 19

Cette ration donnait 2,700 calories et 20 gr. d'azote. Ces aliments étaient donnés sous la forme suivante :

A sept heures du matin, 25 centilitres de lait.

A onze heures, deux crêpes faites avec des œufs, de la farine, du lait, du sucre; café.

A trois heures, bouillie faite avec de la farine et du sucre délayés dans du lait bouillant.

A 5 h. 1/2, bouillon non salé, bœuf bouilli sans sel.

Pommes de terres sautées au beurre.

Pas de vin, et le restant du lait donné en boisson avec de l'eau.

Ce régime spécial a été accepté volontairement par les malades, qui le trouvaient agréable à cause des crêpes. Des malades ont pu, sans aucun inconvénient, ni sans être rebutées, le prendre pendant sept mois. Elles ont été soumises brusquement à ce régime d'hypochloruration et ne paraissent pas avoir souffert de ce changement rapide dans leur régime alimentaire.

Ces mêmes malades, avec d'autres, ont été soumises ensuite au régime hospitalier ordinaire, sans addition de sel, et là encore il n'y a pas eu d'influence fâcheuse. Aucun trouble, de quelque nature qu'il soit, n'a été noté au cours du régime hypochloruré, du régime spécial, ou du régime ordinaire hospitalier sans addition de sel.

Quantité de sel contenu dans un régime mixte ordinaire.

Quelle est donc la quantité de sel contenu dans le régime varié ordinaire ? Nous avons indiqué (page 62) la ration d'entretien qu'a été établie par MM. Richet et Lapicque (1) en utilisant les données publiées par divers documents statistiques administratifs concernant les aliments consommés à Paris et aussi le travail de Husson (2). Cette ration contient 0 gr. 63 de Cl = 1 gr. 05 de Na Cl, et correspond ainsi que nous l'avons dit, à 3.278 calories.

Quantité de sel contenue dans le pain.

Restait à savoir quelle quantité est contenue dans le pain. Cette quantité est relativement élevée ; on sait en effet qu'on

(1) Richet et Lapicque. *Loc. cit.*, p. 297 et suivantes.
(2) Husson. Les consommations de Paris, 1856.

ajoute, au moment de la fabrication du pain, au levain ou
dissous dans l'eau, des proportions assez fortes de sel, et
cependant on ne saurait se baser sur ces quantités qui varient
sensiblement d'un boulanger à l'autre. Dans aucun travail nous n'avons pu trouver sur cette question de données
précises, au moins une moyenne. D'après M. Girard (1), on
ajouterait 500 gr. de sel à 157 kilogr. de farine. Mais à combien de pain correspondent 157 kilogr. de farine ? Dans le
dictionnaire de Wurtz (2), nous avons trouvé un chiffre qui
se rapproche de celui de M. Girard : 500 gr. de sel par sac de
farine de 150 kilog. En Angleterre on emploie 2 kilog. de sel
pour 125 kilog. de farine.

D'après Graham (3), qui parle de la fabrication du pain en
Angleterre, un sac de farine pèse 280 Lbs (livres anglaises,
1 livre anglaise = 454 gr.), c'est-à-dire 127 kil., 120, et il
fournit, selon les qualités de la farine 90 à 94 pains de 4 Lbs.
Si l'on tient compte de ces données, on arrive à trouver,
pour 1 kilog. de pain français 2 gr. 50 de sel en moyenne,
chiffre bien trop faible, qui se rapproche cependant du chiffre
indiqué par Barral (4) et basé également sur les quantités de
de sel ajoutées au pain. Barral mentionne en effet les chiffres
de 2 gr. à 2 gr. 50 par kilog. de pain. Nous avons trouvé
ailleurs que 100 kilog. de farine fournissent 125 à 130 kilog.
de pain de première qualité appelé pain de luxe et souvent
plus de deuxième qualité. Dans les campagnes, la cuisson
n'est habituellement pas poussée assez loin et on obtient

(1) Cité par Galippe et Barré. Le pain, Paris, 1895, p. 10. Collect. Léauté.
(2) A. C. Art. Panification, in Dict. de Wurtz, 1873.
(3) Graham. La chimie de la panification. *Rev. internat. des Sc. biol.*,
Paris, 1882, t. IX, p. 220.
(4) Barral. Le blé et le pain, Paris, 1863.

jusqu'à 150 kilog. de pain pour 100 kilog. de farine. Si on fait le calcul en tenant compte de ces chiffres et des quantités de sel déjà indiquées, on trouve encore 2 gr. 50 de sel par kilog. de pain.

Mais, outre que le pain renferme toujours davantage que 2 gr. 50 de sel par kilog., il en contient plus ou moins suivant sa richesse ; les boulangers en ajoutent plus ou moins suivant qu'il s'agit d'un pain de luxe, ou d'un pain ordinaire. On sait que, sous le nom de pains de luxe, on comprend : le pain à café, les pains mollets, les pains à soupe, le pain navette, la flûte cassée, le pain régence, le pain viennois, le pain de gluten, le pain anglais, le croissant, les petits pains, le pain de fantaisie, etc. Dans le pain de seigle, les boulangers mettent généralement moins de sel.

Nous avons donc entrepris, dans le Laboratoire et sur le conseil de M. le Prof. Richet, la recherche directe de sel dans les diverses variétés de pains. Voici les quantités moyennes que nous avons trouvées jusqu'à présent dans les pains les plus communément employés, pour 1,000 parties de pain frais :

Pain fendu..........	3,5 Cl	=	5,83 Na Cl
— bouleau........	4,2 —	=	6,9 —
— de fantaisie.....	5,1 —	=	8,5 —
— anglais........	6,2 —	=	10,33 —
Croissant..........	10 —	=	16,66 —

Nous poursuivrons ces recherches, mais on peut dès maintenant admettre que, dans 1 kilog. de pain ordinaire, il entre 5 à 6 gr. de sel, dans le pain riche 8 à 10 gr., dans le croissant 15 gr. en moyenne.

Nous pouvons ajouter les chiffres moyens suivants obtenus également par analyse directe pour 1,000 parties de pain frais.

Pain de l'Assistance publique, fourni aux hôpitaux : 6 gr. Na Cl (Analyses faites à l'Asile de Villejuif).

Petits pains blancs 13,33 Na Cl (Analyses faites par Röhmann) (1).

La farine ne contenant presque pas de Na Cl, la totalité du sel pour ainsi dire est donc ajoutée.

La méthode, extrêmement simple, que nous employons pour faire l'analyse de sel dans le pain est celle qui a été indiquée par MM. Richet et Langlois (2) à propos de leur travail sur la proportion des chlorures dans les tissus de l'organisme. En voici le résumé, rapporté au pain : le pain pesé frais est additionné de potasse pure et porté à l'étuve sèche à 100°. Il se produit une liquéfaction qui facilite le mélange intime de la potasse avec les fragments de pain. Le pain desséché est calciné incomplètement, afin d'éviter la volatilisation des chlorures. Le charbon qui reste est broyé, bouilli avec de l'eau distillée, puis filtré. On épuise le filtre par l'eau bouillante. Le liquide filtré est additionné d'acide nitrique pur jusqu'à réaction fortement acide, puis chauffé au bain-marie pendant deux heures pour permettre l'évaporation de l'acide cyanhydrique. On neutralise enfin avec du carbonate de chaux et on titre avec du nitrate d'argent en présence de chromate neutre de potasse.

(1) Röhmann a fait cette analyse, pour se rendre compte de la quantité de Na Cl qu'il donnait à ses malades de l'hôpital, au cours de ses recherches sur l'élimination du Na Cl dans les affections fébriles. Voir : *Zeitschr. f. klin. Med.*, 1879, t. I, p. 513-535.

(2) Richet et Langlois. *Loc. cit.*, p. 742-743.

Nous admettrons donc, comme quantité de sel ingéré par jour avec nos aliments, sans addition de sel :

Na Cl de la ration alimentaire..... 1 gr. 05
Na Cl ajouté aux 550 gr. de pain
   ordinaire de cette ration........ 3 gr.
                                        4 gr. 05

Si nous additionnons ce chiffre avec celui qu'indiquent MM. Richet et Lapicque (1) comme représentant le Cl ajouté aux aliments, soit 6 gr. 60 = 11 gr. Na Cl, nous avons un total de 15 gr. qui est le chiffre de notre consommation quotidienne.

Mais, pour nous en tenir au sel contenu dans les aliments eux-mêmes, y compris celui qu'on ajoute au pain, nous pouvons admettre comme quantité maxima quotidienne, 5 gr. Cette quantité, ainsi que nous le verrons, permet dans la majorité des cas, de réaliser une hypochloruration suffisante et constitue par conséquent la quantité désirable. Dans le cas où l'on ordonne le régime lacté, on pourra, le lait contenant environ 1 gr. Na Cl par litre, ajouter au régime une certaine quantité de pain pour en arriver aux cinq gr. Inversement, lorsqu'on voudra diminuer la dose de sel ingéré on pourra diminuer la ration de pain. Les analyses de sel dans le pain sont donc intéressantes pour bien des raisons.

Quantité de sel contenue dans quelques aliments.

Il ne nous reste qu'à indiquer la quantité de sel contenue dans un certain nombre d'aliments.

(1) Richet et Lapicque. *Loc. cit.*, p. 317.

Les analyses qui ont été faites donnent des résultats le plus souvent discordants ; nous ne prendrons que les chiffres qui concordent et nous les rapporterons à 1000 gr. de substance fraîche.

Viande de bœuf 0,67 Cl = 1 gr. 116 Na Cl (Bunge) (1).
— — 1 gr. 135 (Voit) (2).
(0,1 à 0,7) 0,5 Cl = 0 gr. 83 Na Cl (König) (3).
Moyenne 1 gr. Na Cl.

Lait de vache, contenant 88,60 0/0 d'eau et environ 7 gr. de cendres (König).

Ces 7 gr. contiennent environ :

0 gr. 95 Cl = 1 gr. 48 Na Cl (König).
1 gr. 55 (Röhmann) (4).
Moyenne 1 gr. 5 Na Cl.

1 œuf de 35 gr. contenant 85,75 0/0 d'eau pour le jaune et 50,82 0/0 pour le blanc renferme, après calculs faits :

0 gr. 29 Na Cl (König.)
0 gr. 21 (Bunge) (5).
Moyenne 0 gr. 25 Na Cl.

Voici maintenant les chiffres concernant quelques légumes ; nous nous sommes servi, pour les trouver, des tableaux de

---

(1) Bunge, cité par Garnier. *Encycl. chim.*, Paris, t. IX, p. 473.

(2) Voit. Unters. über den Einfluss des Kochsalzes, etc., Munich, 1860, p. 42.

(3) J. König. Chemie der menschlichen Nahrungs und Genussmittel (3° édit., Berl., 1889 et 1893, 2 vol.), t. II, p. 93. Voir également p. 202, 222, 227.

(4) Röhmann a fait trois analyses directes du lait pour se rendre compte de la quantité de sel qu'ingéraient ses malades, au cours de ses recherches sur l'élimination du Na Cl, pendant la fièvre.

(5) Bunge. Cours de Chimie physiol. et pathol., trad. franç., 1891, p. 102.

König indiquant la quantité de cendres que renferment les aliments et la quantité de Cl contenue dans les cendres :

Lentilles..................	1 gr. 4	Na Cl
Pois.....................	0 gr. 68	—
Pommes de terre.........	0 gr. 6	—
Haricots.................	0 gr. 5	—
Seigle...................	0 gr. 098	—
Riz.................·.....	0 gr. 07	—
Farine de froment........	0 gr. 05	—

L'étude des différents régimes employés dans l'épilepsie, régime lacté, lacto-végétarien ou mixte avec peu de viande, nous a montré qu'ils pouvaient être parfaitement employés comme régimes d'hypochloruration ; ils renferment en euxmêmes suffisamment de sel pour couvrir nos besoins. La quantité maxima de sel que contient un régime mixte et varié est de 5 gr.,y compris le sel ajouté au pain pendant sa fabrication; cette dose, ainsi que l'ont indiqué MM. Richet et Toulouse,réalisera une hypochloruration suffisante,et elle assurera de plus une certaine chloruration de luxe au sujet.Si l'on donne le régime lacté (1 litre de lait contient 1 gr. à 1 gr. 5 de Na Cl), on pourra atteindre une dose voisine de 5 gr. en donnant par exemple 3 litres de lait et 500 gr. de pain ordinaire (contenant environ 2 gr. 50 Na Cl).

Nous avons vu l'importance qu'a la diététique dans le traitement de l'épilepsie et nous avons dû étudier,avec quelques détails, les régimes qui peuvent être prescrits.

CHAPITRE IV.

____

L'hypochloruration et les bromures.

Ce que nous avons dit nous permet de rechercher le mécanisme de l'action spéciale des bromures dans l'état d'hypochloruration. Laissant de côté les faits cliniques déjà publiés,
nous ne nous plaçons ici qu'au point de vue purement physiologique.

La question du sodium.

Pourra-t-on, avec l'hypochloruration employer tous les
bromures indistinctement ou faudra-t-il employer exclusivement le bromure de sodium? La question du sodium a déjà
été résolue avec celle du chlore, puisque c'est du chlorure de
sodium dont nous avons presque exclusivement parlé, et il
serait inutile de reprendre ici en détail les expériences, grâce
auxquelles nous avons montré que lorsqu'on diminue jusqu'à la dose minima la quantité de chlorure de sodium ingérée, les tissus conservent leur teneur normale en chlore
comme en sodium, tandis que c'est l'excrétion de la soude qui

diminue (page 20, expériences de Kemmerich et de Forster,
— page 77, expérience de Voit) (1).

Nos besoins en soude sont aussi restreints que ceux en
chlore. Avec le régime d'hypochloruration, on n'aura donc
pas à se préoccuper de la soude, ce régime en fournissant
suffisamment à l'économie avec le Na Cl et les autres sels de
soude qu'il renferme. Rien n'empêche, bien entendu, de
donner le Na Br, mais on pourra employer un bromure quelconque (2).

Activité plus grande du bromure avec l'hypochloruration.

L'accroissement de l'activité du bromure est le fait fonda-
mental que l'on constate avec l'hypochloruration. Ceci a été
démontré expérimentalement par M. le Prof. Richet (3) :
Après avoir montré l'influence de l'hypochloruration sur la
teneur des tissus en chlore, **M.** Richet a pris deux chiens
auxquels il a donné la même quantité d'aliments additionnés de Na Br (5 gr.). Seulement, pour l'un d'eux on a donné
en outre 10 gr. de Na Cl ; l'autre était alimenté sans Na Cl.

(1) A ces expériences, nous pouvons ajouter les faits suivants concernant
particulièrement la soude : A l'état de jeûne, Munk (voir A. Wagner. *Zeitschr. f. Biol.*, 1866, t. II, p. 305, ou I. Munk, *Berliner klin. Wchnschr.*, 1887,
431 ; ou *Virchow's Archiv.*, 1893, t. CXXXI, *Suppl.* 152, p. 150. Untersuchungen an zwei hungernden Menschen) a observé une diminution de l'excrétion des alcalis. Mais de plus, la richesse des plantes en sels de potasse
et le manque de Na Cl ajouté à l'alimentation végétale sont la cause que,
chez l'animal végétarien, la potasse est excrétée en plus fortes proportions
que la soude. Un chien nourri de viande et de graisse excréta 1 gr. 86 de K^2O,
et 0 gr. 19 de Na^2O (S. Jolin. *Skandin. Archiv.*, 1889. vol. I, p. 448.) L'excrétion de soude peut donc devenir très faible dans certaines conditions et il
ne faut pas considérer le chiffre élevé de l'excrétion ordinaire de soude comme
nécessitant une ingestion équivalente, mais comme une conséquence de cette
ingestion.
(2) Nous ne nous occupons plus ici de l'action des sels de potasse sur l'excrétion des sels de soude (voir page 8) et il n'y a pas lieu de craindre que le
KBr ne chasse du chlorure de sodium de l'organisme.
(3) Ch. Richet et J. P. Langlois. *Loc. cit.*, p. 752-753.

Au point de vue des phénomènes généraux l'effet a été très remarquable. Le chien nourri sans Na Cl a été rapidement intoxiqué par le Na Br, et il a été sacrifié, alors qu'il était, le seizième jour, mourant, avec paraplégie et lésions trophiques. Au contraire, le chien alimenté avec le Na Cl n'a nullement ressenti les effets du bromure. Quoiqu'il reçût la même quantité de bromure que le premier, il était en parfaite santé, et son poids avait augmenté de 1 kilogr.

L'analyse des tissus chez le chien ayant pris du bromure sans Na Cl montra une différence de 10 0/0 pour l'appauvrissement de leur teneur en chlore, différence que l'on trouve chez le chien simplement nourri sans chlorures : « Nous voyons, dit M. Richet, que cela exerce une influence considérable sur l'état de l'organisme, non pas lorsque l'organisme est dans une condition normale, mais lorsque les tissus sont en présence d'un sel toxique, comme Na Br, qui peut se substituer au chlore, quand il y a tendance à un déficit de Na Cl.

Donc, la même quantité de bromure exerce une action beaucoup plus intense lorsqu'elle est administrée dans l'état d'hypochloruration que dans les conditions ordinaires. Nous rappelons que chez les malades de Villejuif la même dose avait produit des effets bien plus intenses avec un régime d'hypochloruration contenant 2 gr. 19, puis 5 gr. de sel par jour, qu'avec le régime salé ordinaire. M. Toulouse indique, comme dose maxima de Na Br, 4 gr. à donner avec l'hypochloruration. Il signale, avec la dose de 4 gr., quatre cas d'intoxication chez des malades qui, dans les conditions ordinaires, avaient facilement supporté cette dose.

Mécanisme de l'action spéciale exercée par les bromures dans l'état d'hypochloruration..

Quel est maintenant le mécanisme de l'action spéciale exercée par les bromures dans l'état d'hypochloruration? S'agit-il d'une substitution du bromure au chlore ?

Accumulation du bromure dans l'organisme.

C'est la première idée qui se présente à l'esprit, et nous pouvions le prévoir après ce que nous avons dit de l'influence de l'hypochloruration sur la teneur des tissus en chlore, et après ce que nous savons de l'accumulation du bromure dans l'organisme : Falret (1) le premier fit rechercher où se fait cette accumulation et trouva de notables proportions de bromure dans le cerveau et le foie d'un malade mort dans son service. Depuis, MM. Cazeneuve et Doyon (2) et Wolff (3) ont fait des analyses du même genre et concluent que le bromure s'accumule en premier lieu dans le cerveau, en second lieu dans le foie. M. Féré (4) a repris cette étude et il a trouvé, chez des malades bromurés morts au cours du traitement, plus de bromure dans le foie que dans le cerveau. D'après M. Féré, le cerveau et le foie ne sont pas les seuls organes où puisse s'accumuler le bromure, tous les tissus concourent à cette accumulation.

Dans ces conditions qu'y a-t-il d'étonnant, étant donné que

(1) Falret, cité par A. Chaumont. Du bromisme, *Thèse de Paris*, 1892.
(2) M. Doyon. Note sur l'accumulation du bromure de potassium dans l'organisme. *Lyon méd.*, 1889, t. LX, p. 479-482; 486-487.
(3) Voir J. Odin. Etude sur les effets, l'élimination et l'accumulation du bromure de potassium. *Thèse de Lyon*, 1891.
(4) Ch. Féré et L. Herbert. Note sur l'accumulation du bromure de potassium dans le cerveau et dans le foie. *Soc. Biol.*, Paris, 1891, t. III, p. 670-674; 769-771.

l'hypochloruration détermine un abaissement du taux chloruré des tissus, si léger soit-il, à ce que le bromure s'y fixe mieux et en plus grande quantité ? Qu'y a-t-il d'étonnant par suite que son action toxique et conséquemment son action thérapeutique, l'une étant corrélative de l'autre, soient accrues ?

Substitution du brome au chlore.

D'ailleurs la substitution du brome au chlore a été constatée directement dans les organes. Il y a 22 ans que M. le Pr Richet (1) s'était posé la question suivante : l'acide chlorhydrique de l'estomac peut-il être remplacé par l'acide bromhydrique ? Et il avait fait une expérience en donnant à un jeune chien environ 12 gr. par jour de bromure de sodium, avec, naturellement, une alimentation contenant peu de sel. La question fut reprise 8 ans plus tard par E. Külz (2) (de Marbourg) qui montra précisément que les iodures et les bromures alcalins donnaient naissance à un suc gastrique qui est acidifié par l'acide iodhydrique on bromhydrique au lieu de l'être par l'acide chlorhydrique. Enfin Nencki et Schoumow-Simanowski (3) ont démontré, à l'aide d'une méthode que nous ne pouvons développer ici, que le brome et l'iode peuvent parfaitement se substituer au chlore non-seulement dans l'estomac, mais dans tous les organes. Après un traitement bromuré de dix jours seulement et une alimentation admi-

(1) Ch. Richet. *Journ. de l'anat. et de physiol.*, publié par Ch. Robin et P. Pouchet, 1878, p. 326

(2) E. Külz. Können von der Schleimhaut des Magens auch Bromide und Iodide zerlegt werden ? *Zeitschr. f. Biol.*, 1887, vol. XXIII, p. 460-474 et *Maly's Jahresbericht f.* 1886, p. 246.

(3) M. Nencki et E. O. Schoumow-Simanowsky. Studien über das Chlor und die Halogene im Thierkörper. *Arch. f. exper. Path. u. Pharmakol.*, Leipz., 1894, t. XXXIV, p. 313-333.

nistrée sans addition de chlorures, les auteurs trouvèrent dans les divers tissus et organes de chiens plus de brome que de chlore. Et le brome ainsi fixé n'était pas simplement surajouté aux éléments minéraux du tissu ; il était, en réalité, au moins en partie, substitué au chlore, car la proportion de ce dernier était moindre que la normale.

Le brome introduit dans l'organisme ne s'y comporte donc pas comme un corps étranger, mais peut, dans certaines limites, se substituer au chlore dont il est si voisin chimiquement, pour le suppléer physiologiquement. Buchheim (1), avait déjà dit précisément : « Les acides iodhydrique et bromhydrique qui se forment dans l'estomac après absorption d'iodure et de bromure de potassinm doivent se compórter à peu près comme les acides gastriques normaux.

Elimination du brome dans l'état d'hypochloruration.

Voyons, dans ces conditions, si l'élimination du brome, par les urines ne pourra pas nous fournir quelques renseignements utiles. Nous avons vu en effet que si on rend le sel à un organisme hypochloruré, ce sel sera retenu, et son élimination pendant un certain temps sera moindre que son ingestion. Inversement, le sel chassera-t-il de l'organisme hypochloruré plus de bromure ?

Rappelons tout d'abord que des recherches faites dans le laboratoire de M. le Pr Richet, il résulte, au point de vue de l'élimination du brome dans l'état d'hypochloruration, qu'il s'établit au bout de quelques jours un certain rapport entre le brome et le chlore excrétés dans les urines. La proportion

(1) R. Buchheim. Ueber die Wirkung des Iodkaliums. *Arch. f. exper. Path. u. Pharmakol.*, 1875, t. III, p. 108.

du brome au chlore atteint rarement le rapport de 1 à 3 ; le plus souvent il y a 35 0/0 de brome contre 65 0/0 de chlore.

M. Laudenheimer (1) a essayé de vérifier les rapports entre l'ingestion du sel et l'élimination du brome, il a montré avant tout, qu'une grande partie des bromures absorbés s'accumule dans l'organisme. Tel malade qui a absorbé 80 gr. n'en a éliminé que 39 ; tel autre qui en a pris 27 gr., n'en a éliminé que 8, etc. Mais cette accumulation n'est pas progressive, il arrive un moment où l'équilibre s'établit, et alors la quantité éliminée dans les 24 heures égale la quantité prise. Si à ce moment on n'administre plus de nouveau sel, l'élimination se fait aux dépens de la réserve faite dans l'organisme. On comprend par là, d'une part; pourquoi les bromures n'agissent qu'au bout d'un certain temps de traitement, et d'autre part, pourquoi les crises peuvent revenir par suite de l'interruption du traitement, même pendant un jour seulement.

La quantité nécessaire pour arriver à cette espèce de saturation n'est pas seulement une question de dose ; il y a un facteur individuel qui pourrait bien dépendre de la richesse du sang en chlorures. En effet, les bromures prennent dans l'organisme la place des chlorures. Un épileptique ayant, en sept jours, pris 70 grammes de bromure, élimina 26 grammes de chlorures de plus qu'il n'en avait absorbé, ce qui indique que le brome se substitue au Cl. L'auteur a, en effet, constaté dans le sang moins de Cl, après absorption du bromure qu'avant.

<hr>

(1) Laudenheimer. Ueber das Verhalten der Bromsalze im Körper der Epileptiker. *Neurol. Centralbl.*, Leipz., 1897, t. XVI, p. 540.

Cette chasse faite par les sels de brome aux chlorures pourrait peut-être, d'après l'auteur, expliquer certains accidents du bromisme; peut-être aussi ces accidents pourraient-ils être combattus par l'administration simultanée de chlorures.

Dans un cas, M. Laudenheimer a constaté que l'addition de quantités croissantes de sel à l'alimentation augmentait la quantité de brome éliminé par les urines.

M. Fessel (1) a constaté de son côté qu'après absorption de 20 gr. de Na Br, un homme élimine du Brome pendant 10 semaines. L'ingestion de Na Cl réduit de moitié la durée de l'élimination.

Nous avons voulu avoir à notre tour une opinion nette sur la question et nous avons fait le dosage du brome, du phosphore et de l'urée éliminés pendant l'hypochloruration et avec un régime salé.

Dosage du brome, du phosphore et de l'urée éliminés pendant l'hypochloruration et avec un régime salé.

Voici dans quelles conditious nous avons fait l'expérience :

Nous avons choisi comme sujet d'expérience une malade qui, depuis plusieurs mois, avait été soumise au régime lacté et à une administration quotidienne de 3 gr. de bromure de strontium, chez laquelle par conséquent le rapport entre le brome et le chlore éliminés par l'urine, était devenu constant. Cette malade, une épileptique âgée de 36 ans, n'avait pas eu d'accès depuis l'institution de ce régime d'hypochloruration. De plus elle est restée constamment alitée par suite

(1) Fessel. Ueber das Verhalten des Broms im Thierkörper, *München. med. Wochenschr.*, 1899, n° 39.

d'une cataracte double dont nous n'avons pas pu découvrir l'origine.

Nous avons donc étudié pendant 6 jours l'élimination du brome et du phosphore chez cette malade. Puis, pendant 5 jours suivants, la malade étant toujours au lit, au régime lacté, et à 3 gr. de bromure de strontium par jour, nous avons ajouté à son lait, d'abord 15 gr. de sel par jour, et cela durant 2 jours, puis 25 gr. de sel par jour pendant les 3 derniers jours, et durant cette nouvelle période nous avons étudié l'élimination des mêmes éléments. Nous avons également pris les moyennes de l'urée excrétée par les urines au cours de la première et de la deuxième période. Nous avons rapporté tous les chiffres obtenus à 1,000 centimètres cubes d'urine. Ajoutons que la malade s'est soumise très volontiers à cette expérience.

Voici d'abord les résultats que nous avons obtenus pour le BROME :

Période de régime lacté.			*Période de régime lacté avec addition de sel.*		
1ᵉʳ jour	0 gr.	365	7ᵉ jour 3 gr. 07	}	15 gr. de sel.
2ᵉ —	0	355	8ᵉ — 2 007		
3ᵉ —	0	367	9ᵉ — 2 118		
4ᵉ —	1	997	10ᵉ — 1 995	}	25 gr. de sel.
5ᵉ —	0	322	11ᵉ — 0 796		
6ᵉ —	0	561			
Total de l'élimination	3	967	Total de l'élimination : 9 923		
Ce qui fait en moyenne : 0 gr. 661 p. j.			Ce qui fait en moyenne : 1 gr. 984 p. j.		

On voit que l'élimination du brome pendant la seconde période est le double environ de ce qu'elle est à la première période. On voit de plus l'élévation brusque et considérable de l'élimination bromique le jour où on ajoute 15 gr. de sel.

Pour le Phosphore, exprimé en P^2O^5, nous avons trouvé :

1ᵉʳ jour	0 gr. 83		7ᵉ jour	1 gr. 35	
2ᵉ —	0 90		8ᵉ —	1 98	
3ᵉ —	1 10		9ᵉ —	5 81	
4ᵉ —	0 80		10ᵉ —	3 41	
5ᵉ —	1 20		11ᵉ —	3 73	
6ᵉ —	1 30		Total de l'élimination :	16 gr. 28	
Total de l'élimination :	6 gr. 13		Ce qui fait en moyenne : 3 gr. 256 p. j.		
Ce qui fait en moyenne : 1 gr. 02 p. j.					

Ces chiffres indiquent également une augmentation de l'élimination du phosphore pendant la seconde période, augmentation du simple au double.

Pour l'Urée, la moyenne obtenue pendant la première période a été.............. 13 gr. 50 par jour.
Pendant la seconde période... 16 gr. 80 —

Il n'y a rien eu de particulier au point de vue des quantités totales d'urine émise pendant les deux périodes, aucune différence notable. La quantité moyenne a été de 1,450 gr. par jour environ. Cependant, il y a une différence de 150 gr. en moyenne en faveur de la seconde période (lait salé), ce qui ne pourra qu'accentuer le sens de nos conclusions.

Voici maintenant les procédés que nous avons employés, avec M. Gigon, interne en pharmacie de l'asile de Villejuif, pour les dosages du Br. et de P^2O^5 .

Dosage du Br.

. 250 centimètres cubes d'urine alcalinisée avec de la potasse ont été évaporés jusqu'à 100 cmc. environ.

Le produit de cette concentration additionné de bichromate de potasse et fortement acidulé par l'acide sulfurique a été distillé de façon à recueillir le Cl et le Br contenus dans l'urine à l'état d'acides chlorochromique et bromochromique.

Le produit de la distillation, qui présente une réaction nettement acide est additionné de potasse jusqu'à réaction alcaline.

Ensuite cette liqueur est soumise à l'évaporation jusqu'à siccité, et le résidu est chauffé de façon à transformer le bromate de potasse en bromure ; après refroidissement, il est traité par l'eau distillée, et la liqueur est acidulée par de l'acide azotique, puis son volume est amené à 100 cmc.

20 cmc de cette liqueur faiblement acide sont précipités par un excès d'azotate d'argent en solution que l'on ajoute goutte à goutte jusqu'à cessation du précipité.

Un deuxième échantillon de 20 cmc. de liqueur est traité dans des conditions identiques.

Les deux précipités sont séparés par filtration sur des filtres tarés et lavés à l'eau distillée, puis les précipités eux-mêmes sont lavés à l'eau distillée jusqu'à ce qu'une goutte des eaux de lavage ne précipite plus par une solution de chlorure de sodium, ce qui indique l'élimination complète du nitrate d'argent en excès.

Pour chaque précipité, il a été fait deux filtres tarés deux à deux.

Ces deux précipités contiennent le Cl et le Br. à l'état de chlorure et de bromure d'argent.

L'un des deux précipités est mis à digérer dans une solution de K Br à 5 % de façon à transformer Ag Cl en Ag Br (1), et il est de nouveau séparé par filtration sur un filtre lavé et taré, après avoir été convenablement lavé à l'eau distillée jusqu'à ce qu'une goutte de la liqueur ne précipite plus par une solution de nitrate d'argent, ce qui indique un lavage suffisant.

Les deux précipités sont mis à sécher ainsi que les filtres qui leur servent de tare sous une cloche en présence d'acide sulfurique.

Les pesées ont donné comme *poids des précipités de Ag Cl + Ag Br* pour 1000 cmc d'urine :

I. *Période de régime lacté.*		II. *Période de régime lacté avec addition de sel.*	
1er jour	3 gr. 70		
2e —	3 gr. 60	7e jour	11 gr. 03
3e —	8 gr. 90	8e —	2 gr. 04
4e —	4 gr.	9e — suspendu par accident.	
5e —	2 gr. 70	10e —	2 gr. 40
6e —	2 gr. 92	11e —	3 gr. 87

Poids des précipités uniquement formés de Ag Br par transformation de Ag Cl en Ag Br après digestion dans la solution de KBr., pour 1000 cmc d'urine.

I. *Période de régime lacté.*		II. *Période de régime lacté avec addition de sel.*	
1er jour	5 gr. 20		
2e —	5 gr. 80	7e jour	15 gr.
3e —	10 gr. 10	8e —	2 gr. 10
4e —	4 gr. 90	9e — suspendu par accident.	
5e —	2 gr. 80	10e —	2 gr. 60
6e —	3 gr. 98	11e —	5 gr.

(1) Cette réaction débute immédiatement, elle s'opère à la température de 30 à 40°, elle est complète au bout de 3 heures.

Nous avons suivi ici la méthode indiquée par P. Schutzenberger. Voir Dict. de Chimie de Wurtz, *Art. Brome*, t. I, 1re partie, p. 667.

Le calcul du Br en poids pour 1000 cmc d'urine sera donné par l'équation :

$$\frac{Ag\ Br - Ag\ Cl}{Ag\ Cl} = \frac{d}{x}$$

Ag Br étant 188, poids atomique du bromure d'argent,

Ag Cl étant 143,50, poids atomique du chlorure d'argent,

d étant la différence entre les poids des deux précipités.

x sera le poids du chlorure d'argent qu'il suffira de retrancher du poids total du second précipité formé de bromure d'argent seul pour avoir le poids du Br. contenu dans 1000 cmc. d'urine.

Donc, dans l'équation précédente, nous pouvons remplacer le premier terme $\dfrac{Ag\ Br - Ag\ Cl}{Ag\ Cl}$

par la constante $\dfrac{188 - 143,50}{143,50} = 0,310$

Nous avons donc $\dfrac{d}{x} = 0,310$

$$\text{D'où} \quad x = \frac{d}{0,310}$$

En faisant varier la valeur de *d* suivants les résultats obtenus par les dosages, nous avons eu lés chiffres indiqués au début.

Dosage du Phosphore évalué en $P^2 O^5$.

A 5 cmc. d'urine, additionnée de 20 cmc. d'eau distillée, on a ajouté 2 gouttes de teinture de tournesol et une solution d'ammoniaque à $\dfrac{1}{10}$ jusqu'à coloration bleue.

Puis on ajoute goutte à goutte une solution d'acide azotique pur à $\frac{1}{10}$ jusqu'à virement rouge de la liqueur ; après une addition de 5 cmc d'une solution d'acétate de soude, le volume de la liqueur est amené à 75 cmc. avec de l'eau distillée.

Dans cette liqueur légèrement acide et chauffée au voisinage de l'ébullition, le titrage de l'acide phosphorique est fait en y laissant tomber une solution titrée d'azotate d'urane jusqu'à ce qu'une goutte de la liqueur chaude donne avec une solution de ferrocyanure de potassium à $\frac{1}{10}$ une teinte chamois.

Conclusions relatives au bromure.

On voit donc que l'addition de sel aux doses où nous le prenons d'habitude chasse de l'organisme une quantité double de bromure ; ce fait nous explique la raison pour laquelle on est obligé de donner dans les conditions ordinaires des doses parfois énormes de bromure ; nous voyons au contraire une élimination et par conséquent une certaine rétention des bromures à la première période où on ne donne que l'hypochloruration.

Conclusions relatives au phosphate.

Que faut-il déduire de l'élimination considérable des phosphates sous l'influence du sel ? Un certain nombre d'auteurs ont donné aux épileptiques du phosphate. M. Maurice de Fleury (1) injecte du sérum artificiel de Chéron contenant du

____

(1) Maurice de Fleury. Recherches cliniques sur l'épilepsie et son traitement, Paris, 1900, p. 87.

phosphate de soude, dans le tissu cellulaire, chez ses épileptiques, et obtient d'excellents résultats. Nous sommes en mesure d'expliquer l'effet de cette minéralisation qui compense en partie les pertes de phosphate subies par les malades dont le régime est salé. Par contre, que l'on donne du phosphate à un sujet soumis à l'hypochloruration, il n'y aura aucun changement ; le phosphate alimentaire est suffisamment utilisé et celui que l'on ajoute ne peut plus avoir d'effet.

Considérons par exemple l'observation résumée suivante.

Guy... Françoise, âgée de 32 ans, née à Paris, mariée.

La malade atteinte de débilité mentale manifeste et d'affaiblissement des facultés ne peut nous fournir aucun renseignement ; elle reçoit à des intervalles irréguliers la visite d'un oncle ; on sait seulement que ses accidents remontent à une quinzaine d'années.

Au moment de son entrée, elle a environ 2 accès par semaine et 5 ou 6 vertiges. Elle pâlit, pousse un cri et tombe, elle se mord la langue pendant les accès qui durent 5 ou 6 minutes en moyenne. Elle urine sous elle au cours de ses accès. Rien d'anormal du côté des pupilles et du champ visuel. La sensibilité est obtuse. Le réflexe pharyngien est conservé, les réflexes patellaires également.

Les règles sont régulières et n'ont aucune influence sur les accès.

Chez cette malade pendant une période d'hypochloruration de 30 jours, on ne donna pas de phosphate; pendant la période suivante comprenant le même régime d'hypochloruration avec la même dose de bromure, on ajoute quotidiennement 6 gr. de phosphate de soude et les accidents aug-

mentent. Voici les résultats observés durant ces deux
périodes :

			Accès	Vertiges	Tot.
Régime hypochloruré	17 avril au 16 mai 1900 (30 jours), 2 gr. Sr Br²		2	3	5
	17 mai au 17 juin — — 2 gr. Sr. Br² +				
	6 gr. phosph.		6	7	13

Par conséquent nous pouvons conclure, relativement à
l'action des bromures dans l'hypochloruration, à une substitu-
tution dans une certaine mesure du brome au chlore. Cette
substitution se traduit par une élimination moindre du brome
lorsque le sujet suit un régime hypochloruré.

Le sel au contraire chasse le brome de l'organisme et
augmente son élimination qui devient à la fois plus rapide
et plus intense, il chasse également les phosphates.

Il est facile de comprendre maintenant la cause des accidents observés à Villejuif lorsqu'on substituait au régime
hypochloruré le régime salé. Celui-ci chasse le bromure et
on agissait comme si on diminuait brusquement la dose de
bromure administrée. Il faudra donc, si l'on passe du régime
hypochloruré au régime salé ordinaire, augmenter du double
au moins le bromure, puisque les 15 gr. de sel que comprend
le régime salé ordinaire chassent le double de bromure de
l'organisme. Inversement, on pourra passer brusquement du
régime salé ordinaire au régime d'hypochloruration, mais
en abaissant de moitié au moins le bromure.

CONCLUSIONS

I. Si le chlorure de sodium joue dans l'organisme un rôle réellement utile, s'il est même indispensable à l'organisme ; en revanche, les fortes quantités de sel (15 gr. en moyenne) que nous ajoutons à notre alimentation sont loin d'être indispensables.

II. L'hypochloruration consiste précisément dans la diminution du sel ingéré jusqu'à une quantité minima qui peut être fixée à 2 gr. 50 ou 3 gr. Cette quantité est suffisante pour couvrir nos besoins stricts en Na Cl, et elle est largement dépassée par le sel que contiennent les aliments eux-mêmes. Le lait renferme 1 gr. de sel environ par litre et il entre 5 gr. de sel au maximum dans un régime mixte ordinaire, y compris le sel ajouté au pain.

III. Avec la quantité minima de 3 gr., aucun phénomène fâcheux n'est à redouter, de quelque nature qu'il soit. Si l'hypochloruration détermine un abaissement plus ou moins léger du taux chloré des tissus, il faut considérer ce fait comme une tendance de l'organisme vers un équilibre au-dessus duquel l'ingestion excessive du sel l'avait élevé.

IV. Cet abaissement du taux chloré des tissus nous fait comprendre la rétention de sel qui s'observe si, après plusieurs jours d'un régime hypochloruré, on ajoute de nouveau du sel à l'alimentation, et il nous permet de prévoir que si on ajoute dans ces conditions, non du Na Cl, mais une substance chimiquement analogue telle que Na Br, celle-ci sera également retenue.

V. En fait, l'expérimentation montre qu'avec l'hypochloruration, le bromure devient beaucoup plus actif. Si l'on ajoute du sel à l'alimentation d'un sujet hypochloruré et bromuré, on constate une élimination plus rapide et plus intense du bromure. L'hypochloruration entraîne un certain degré de rétention du bromure qui se substitue en partie au chlorure de sodium des tissus. C'est ce qui explique l'activité accrue du bromure avec l'hypochloruration.

VI. Pratiquement, l'hypochloruration sera réalisée avec le régime lacté, le plus simple et le plus facile à employer. Cependant on pourra le remplacer par un régime bien choisi, sans addition de sel, soit le régime lacto-végétarien, soit le régime mixte qui est le régime physiologique par excellence, mais avec peu de viande. Nous avons, montré l'importance du régime dans l'épilepsie où la diététique ne doit pas être négligée.

VII. La dose de 5 gr. de sel, que renferme le régime mixte ordinaire, a été signalée comme suffisante, pour réaliser avec le bromure, les effets thérapeutiques recherchés. Dans le cas où on emploiera le régime lacté, on pourra prescrire trois litres de lait et une livre de pain ordinaire (contenant environ 2 gr. 50 de sel) de façon à obtenir une quantité de sel alimentaire proche de 5 gr. qui assurera au sujet une légère chloruration de luxe. Mais il serait facile de diminuer, tout au moins temporairement, la quantité de sel, jusqu'à trois grammes, en donnant le régime lacté exclusif ou un régime spécial tel que celui que nous avons indiqué.

VIII. Il n'y a pas d'inconvénient à passer brusquement du régime salé ordinaire à l'hypochloruration ; il suffira de se rappeler que la dose de bromure doit être diminuée. Inversement, il faudra augmenter la dose de bromure si l'on passe de l'hypochloruration au régime ordinaire. Nous avons montré que le sel à la dose de 15 gr. chasse le bromure et augmente son élimination du double, en sorte que si on revient au régime salé comportant une pareille dose de Na Cl, il faudra augmenter au moins du double la dose de bromure administrée, tandis qu'il faudra la diminuer d'autant si on passe du régime salé au régime hypochloruré. Nous avons montré également que le sel chasse une quantité double de phosphate.

TABLE DES MATIÈRES

Le Mans. — Imp. de l'Institut de Bibliographie. — Avril 1901. — N° 659.